Sucht und Ausstieg

ERICH BUCHER

Sucht und Ausstieg

Wege aus der Glücksspielsucht

Ein Buch für Betroffene, Angehörige, Therapeutinnen, Therapeuten und Beratende

Mit einer Anleitung zum Ausstieg in neun Schritten

Vorwort von Andreas Canziani

Bibliografische Information der Deutschen Nationalbibliothek
Die Deutsche Nationalbibliothek verzeichnet diese Publikation in der Deutschen Nationalbibliografie; detaillierte bibliografische Daten sind im Internet über http://dnb.d-nb.de abrufbar.

Fotos: Roland Wapp, Porträt
Erich Bucher, Umschlag

Autorenkontakt: erichbucher@bluewin.ch

Umschlagdesign, Satz, Herstellung und Verlag:
Books on Demand GmbH, Norderstedt
ISBN 978-3-8391-7475-3

Für alle Klientinnen und Klienten.
Ohne sie wäre dieses Buch nie entstanden.

Inhalt

Vorwort

Ein Buch über Glücksspielsucht zu schreiben ist eine anspruchsvolle Arbeit, denn Glücksspielangebote entwickeln und verändern sich rasch und dynamisch.

Kann denn ein Buch überhaupt eine aktuelle Hilfestellung bieten, wenn sich geldspielsüchtige Menschen in der Beratung einfinden, die sich am Spieltisch ruinieren, und andere, die sich über eine Online-Poker-Plattform oder über Internet-Banking-Spekulationen in soziale und finanzielle Probleme bringen? Wie viel Gemeinsames gibt es zwischen Spielern, die völlig verschiedene Angebote nutzen? Was macht denn überhaupt süchtig am Spiel?

In seinem Buch beschreibt Erich Bucher präzise die grundsätzlichen Mechanismen, die, unabhängig vom benutzten Glücksspiel-Medium, eine Suchtentwicklung fördern oder auch verhindern. Für die Beratung von in Not geratenen Glücksspielerinnen finden sich konkrete und hilfreiche Vorschläge. Erich Bucher stellt hier zudem ein praktisch anwendbares Beratungskonzept vor.

Der Ausbildungsgang für Beraterinnen und Behandlerinnen glücksspielsüchtiger Menschen, den ich mit Erich Bucher zusammen aufbauen durfte, hat uns an grundlegende Fragen der Phänomene nicht-stoffgebundener Abhängigkeiten geführt. Über Sinn und Grenzen von Präventions- und Regulationsmassnahmen haben wir viele Abende diskutiert und ich war immer wieder überrascht, wie Erich Bucher unkonventionelle und spontane Gedanken und Ideen eingebracht hat. Einige Themen, die im Buch angesprochen werden, laden zur weiteren Vertiefung ein. Glück, Glücksspiel, Geld, Illusionen, Gewinnen und Verlieren sind Themen, die zum Forschen und Philosophieren anregen.

Ich wünsche Erich Bucher, dass er nach Fertigstellung dieses Buches nicht müde wird, seine Ideen und Erkenntnisse weiterzuentwickeln und anderen zugänglich zu machen.

Dr. med. Andreas Canziani
FMH Psychiatrie und Psychotherapie
Abklärungs- und Behandlungsstelle für nicht-stoffgebundene Abhängigkeiten
Zürich

Was Sie von diesem Buch erwarten können

Bedeuten Gewinne Glück? Oder sind sie der Anfang vom Ende? Diese und andere Fragen werde ich in diesem Buch thematisieren. Damit dies gelingt, illustriere ich anhand vieler Beispiele, wie eine Glücksspielsucht entsteht und welche Faktoren dabei eine Rolle spielen. Viele meiner Ausführungen beziehen sich dabei auf Glücksspiele im Spielbanken- oder im Wett- und Lottobereich – aber nicht nur darauf. Weil sich in den letzten Jahren der Glücksspielmarkt im Internet stark ausgebreitet hat, werde ich auch auf Eigenschaften dieser Spiele und ihre Rahmenbedingungen eingehen.

Im Weiteren befasse ich mich mit der Frage, wie ein Ausstieg aus der Glücksspielsucht gelingen kann. Dieses wichtige Thema beansprucht nahezu die Hälfte des Buches, hat doch mein Anliegen, *Wege aus der Glücksspielsucht* zu weisen, zum Entscheid geführt, dieses Buch zu schreiben.

Mit prägnanten und fachlich fundierten Aussagen erläutere ich Betroffenen verschiedene Möglichkeiten zur Bewältigung der Glücksspielsucht oder zur Verbesserung ihrer Situation und bringe Angehörigen die Thematik und ihre Rolle darin näher. Zusätzlich vermittle ich Therapeutinnen und Beratern spezifisches Fachwissen und geeignete Vorgehensweisen für die therapeutisch-beraterische Praxis. Zu diesem Zweck mache ich anhand zahlreicher Fallbeispiele systemisch-psychologische Zusammenhänge deutlich und vertiefe diese fortlaufend durch regelmässige Analysen und Kommentare.

Als Besonderheit habe ich das 5-Phasen-Modell „Wege aus der Glücksspielsucht“ entwickelt. Dieses Modell dokumentiert viele typische Merkmale eines Ausstiegs aus der Glücksspielsucht und gibt Hinweise zu verschiedenen beraterischen und therapeutischen Interventionen in der jeweiligen Phase.

Im letzten Teil des Buches biete ich ein Programm zum Ausstieg aus der Glücksspielsucht an. Dieses Programm kann von Betroffenen im Selbstverfahren oder von Therapeuten und Suchtberatern in modifizierter Form in der Praxis angewendet werden. Es basiert auf Ansätzen der lösungsorientierten Gesprächsführung nach Steve de Shazer und Insoo Kim Berg.

Dieser Teil unterscheidet sich spürbar von den anderen vier Teilen, weil er der Leserschaft ganz konkrete Arbeitsinstrumente zur Verfügung stellt und sie dabei begeleitet.

Eine weitere Besonderheit dieses Buches ist, dass jeder Teil für sich selbst spricht. Auf diese Weise ist es den Lesern möglich, gezielt ein bestimmtes Thema auszuwählen. Trotzdem geht der Gesamtzusammenhang der Thematik nicht verloren. Im Gegenteil: Durch die gut gebündelten Informationen und die spezifische Einführung in die jeweiligen Inhalte wird das Thema umso fassbarer.

Ich habe an vielen Stellen sowohl die weibliche als auch die männliche Form gewählt. Ist dies auf Grund einer besseren Verständlichkeit oder durch Übernahme von bestehenden Modellen nicht der Fall, dann beinhaltet die männliche immer auch die weibliche Form und umgekehrt.

Ich denke, dass Ihnen dieses Buch wichtige Einblicke ins Phänomen der Glücksspielsucht und ihrer Bewältigung geben und zu Inspirationen anregen kann. Inspirationen, die da und dort neue Fragen aufwerfen und somit, wie ich hoffe, auf positive Weise weiterführen können.

I. Teil

Vom Spielen und vom Glücksspiel

„Die Kugel hat kein Gedächtnis."
Ehemaliger Glücksspieler

Haben Sie nicht auch schon geglaubt, die Würfel würden genau das tun, was Sie wollen – vor allem dann, wenn exakt das passiert, was Sie beabsichtigt haben? Oder fragen Sie sich manchmal, ob es wirklich sinnvoll ist, dass Glücksspiele angeboten werden dürfen? Solche und andere Fragen beschäftigen viele Menschen. Es sind Fragen, die von verschiedenen Seiten betrachtet werden können und darum auch differenziert zu beantworten sind.

Im ersten Teil des Buches führe ich Sie durch einen Parcours von Grundlagenwissen zu Spielen im Allgemeinen und über Glücksspiele im Besonderen. Sie erfahren etwas über den Unterschied zwischen herkömmlichen Spielen und Glücksspielen sowie über die Glücksspiellandschaft in der Schweiz und ihre Gesetze. Zum Thema Glücksspielsucht werde ich Ihnen erste einführende Informationen über deren Folgeprobleme und psychosomatische Auswirkungen geben.

Spielen gehört zum Menschen

Das Spielen ist eine *primäre Lebenskategorie* des Menschen (G. Meyer u. M. Bachmann, 2000; Heckhausen, 1974, S. 1) und ist für dessen Entwicklung unabdingbar. Spielen fördert die Kreativität, den Geist, den Intellekt, erzeugt Emotionen und verschafft Abwechslung und Unterhaltung. Menschen lernen z.B. im Vorschulalter, sich durch das Nachahmen verschiedener Rollen in andere Menschen hineinzuversetzen, und entwickeln so Mitgefühl. Kleinkinder lernen durch das Spielen mit Bausteinen die physikalischen Gesetze kennen und anzuwenden. Sie lernen die Bedeutung von Formen, Raum und Zeit kennen. In der späteren Entwicklung lernt der Mensch durch Spielen auch zu spekulieren und zu kalkulieren. Er lernt durch einen bestimmten Spielzug vorauszudenken, um zu einem Vorteil zu gelangen, oder er erhofft sich, mit Hilfe einer Finte den Gegner zu einem Fehler zu veranlassen. Dabei wird der Mensch gezwungen abzuwägen, wie erfolgreich sein Vorgehen wohl sein könnte resp. wie viel Risiko er in Kauf nehmen will.

Im sozialen und persönlichen Bereich wird mit dem Spielen der Umgang mit Emotionen gelernt und trainiert. Kinder und Jugendliche werden im Spiel herausgefordert, ihre Frustrationen bei Niederlagen oder Hochgefühle bei Gewinn angemessen auszudrücken. Oder sie lernen durch Teamarbeit zum Erfolg zu kommen. In diesem Sinne fördern Spiele die sozialen wie persönlichen Kompetenzen, so dass Menschen lernen, sich an Regeln zu halten und sich in eine Gemeinschaft einzuordnen. Sie lernen Fairplay.

Spielen fördert aber auch das Zusammensein und die Gemeinschaft von Menschen und wirkt dabei als Bindeglied. Denn gemeinsames Spielen ermöglicht gemeinsames Erleben und fördert so die Identität und das Dazugehörigkeitsgefühl: Man ist z.B. Fussballtorwart, Mitglied eines Sportvereins oder einer Fan-Gruppe oder identifiziert sich mit einer Region oder Nation.

Durch die Identifikation mit einer Rolle und einer Gruppe haben die meisten Spiele aber auch *einen trennenden Charakter*: So geht es bekanntlich zumeist darum, *wer der Bessere, der Geschicktere, der Schnellere, der Gescheitere oder der Stärkere* ist und in diesem Sinne auch, wer die *bessere oder stärkere Gruppe, Region oder Nation* ist. Es geht ums Besiegen und Besiegtwerden.

All dieses Bestreben kann entweder bloss zur Unterhaltung dienen oder dazu, einen Preis zu erringen, wie bei offiziellen Meisterschaften. Zumeist sind dabei Sieg und Preis gleichgesetzt. Für Zweit- und Drittplatzierte gibt es oft einen Trostpreis und manchmal für alle Beteiligten einen Erinnerungspreis.

Ausnahmen zu diesen Spielen stellen einzig Spiele dar, bei denen es um das *gemeinsame* Lösen oder Verhindern eines Problems wie z.B. einer Umweltkatastrophe geht. Bei diesen Spielen steht das Teamwork im Vordergrund und es gibt weder *einen* Sieger noch *einen* Verlierer.

Verschiedene Arten des Spiels

Gespielt wird an unterschiedlichsten Orten und unter vielfältigsten Rahmenbedingungen: Auf Strassen und Plätzen, im Wald, in Hallen, auf Rasen und Wiesen, auf Sandplätzen, am Strand, auf Spielplätzen, im Internet, auf dem Handy oder in Kiesgruben. So vielfältig diese Orte sind, so breit ist auch die Palette bestehender Spiele: Es gibt Brettspiele, Würfelspiele, Rasenspiele, Automatenspiele oder Computerspiele. Es gibt Spiele mit Figuren, Karten, Kugeln, Bällen, Stecken, Schlägern oder Schwertern. Dabei gibt es Mega-Events wie die Olympischen Spiele oder einfache Anlässe wie das Spiel am Familien- oder Stammtisch.

Ein wesentliches Merkmal der heutigen Spiellandschaft besteht darin, dass sich die Spiele in den letzten Jahren rasant vom Familientisch in den virtuellen Bereich von Spielkonsolen, Homecomputern und Internet verlagert haben. Gespielt wird dort alleine oder in Netzwerken, wie z.B. in den weitverbreiteten LAN-Partys, bei denen diverse Computer verkabelt werden und die Teilnehmenden unter anderem über ganze Wochenenden gegeneinander spielen. Im Internet bestehen Spielgemeinschaften, in denen weltweit Menschen in unterschiedlichen Spielformen – wie z.B. bei Kriegs- und Eroberungsspielen, aber auch bei Glücksspielen – mit- und gegeneinander spielen.

Viele Spiele bieten Menschen auch die Möglichkeit, ihren Lebensunterhalt zu verdienen. Diese Spiele werden von Berufsspielern gespielt und oft von sehr vielen Zuschauern direkt oder über Medien verfolgt. Sie gehören zur Unterhaltungsindustrie und sind Bestandteil von Marketing, ausserdem unterliegen sie dem Gesetz von Angebot und Nachfrage. Bei diesen Spielen, wie z.B. internationalen Fussballmeisterschaften, sind Geldbeträge in Milliardenhöhe im Umlauf.

In der Schweiz sind Fussball, Eishockey, Skifahren, Autorennen, Tennis (Roger Federer sei Dank), Leichtathletik, Handball und selbstverständlich das Schwingen die beliebtesten Spielformen. Seit Beginn des 21. Jahrhunderts haben Trendsportarten wie Freestyle und Snowboarden kräftig zugelegt. Seit etwa 2004 werden auf TV-Kanälen wie z.B. Eurosport und Sport 1 (Deutsches Sportfernsehen) regelmässig Poker-Turniere übertragen und als Sportevents vermarktet.

Ob und wieweit es sich beim Poker um Sport handelt, ist umstritten. Pokerfreunde verbinden das Spiel mit Geschicklichkeit und Können, doch Fachleute aus der Suchtberatung beteuern, dass beim Poker die Bezeichnung „Sport" eine Verharmlosung des Spieles sei und der Begriff den Eindruck vermittle, das Spiel über Gebühr beeinflussen zu können: Eine Einschätzung, für die es in der Fachwelt jedoch keinen Konsens gibt.

Der Unterschied zwischen herkömmlichen Spielen und Glücksspielen

Aus fachlicher Sicht wird zwischen *Geschicklichkeitsspielen* und *Glücksspielen* unterschieden. Um diesen Unterschied klarzumachen, ist es sinnvoll, die Eigenschaften und den Charakter beider Spieltypen zu vergleichen. Bei den Geschicklichkeitsspielen stehen primär das *Können und das Wissen über die Spielweise* im Vordergrund. Das heisst, dass es für ein Geschicklichkeitsspiel bestimmte Fertigkeiten wie z.B. gute Kondition und Schlagtechnik, Reflexionsvermögen und strategisches Denken braucht.

Damit ein Spieler oder eine Spielerin diese Fähigkeiten einsetzen kann, muss er sie erlernen und trainieren. Was wiederum heisst, dass je besser eine Person ein Spiel in seiner Anwendung, seinen Regeln, seiner Technik und Ausrichtung beherrscht, desto grösser ist deren Einfluss auf den

Spielverlauf und dessen Ausgang. So helfen einem Penaltyschützen z.B. eine gute Schusstechnik und starke Nerven, den Strafstoss geschickt zu verwerten. Aber das reicht nicht immer. Trotz grössten Könnens kann es auch bei Geschicklichkeitsspielen zu Spielsituationen kommen, in denen Glück und Zufall mitentscheidend sind. Um beim Fussball zu bleiben: Erwischt der Torwart den Ball und lenkt ihn mit einer tollen Parade an den Pfosten und prallt der Ball von diesem dann doch noch hinter die Torlinie ins Tor, dann kam für den Schützen eben dieses Quäntchen Glück hinzu.

Etwas Ähnliches können wir auch beim Kartenspiel wie z.B. dem Jass feststellen: Werden die Karten verteilt, dann bestimmt der Zufall, welche Karten die Spielenden erhalten. Es können dabei günstige oder weniger günstige Karten sein.

Wieweit sich jedoch mit den erhaltenen Karten ein positiver Spielverlauf gestalten lässt, obliegt in der Folge nicht nur dem Zufall, sondern auch dem Geschick und Können des Spielers. So ist es unter anderem eine Nachlässigkeit und ein grober Fehler, bei Eröffnung einer neuen Runde einen zusätzlichen Trumpf auszuspielen, obwohl in der vorhergehenden Runde die Gegner ihre letzten Trumpfkarten gespielt haben. Eine sichere Chance zum Erfolg wurde so vertan.

Aufmerksamkeit und *strategisches Denken* sowie *Können* und *Wissen* sind somit wichtige Faktoren, um ein Geschicklichkeitsspiel zu prägen und den Spielausgang mitzubestimmen. Glück und Zufall alleine sind es grundsätzlich nicht.

Anders sieht die Sache bei den *Glücksspielen* aus. Glücksspiele sind von ihrer Anlage her so gestaltet oder programmiert, dass alleine der *Zufall* resp. die *Programmierung* das Spielgeschehen und den Spielausgang *bestimmen*. Unter diesen Voraussetzungen sind weder der Spielausgang vorhersehbar noch das Spielgeschehen zu beeinflussen. Der Zufall und die Programmierung bestimmen alleine über Erfolg oder Misserfolg, so dass weder Geschick noch Können nötig sind und einzig das Wissen über die Durchführung und Anwendung eines Glücksspiels reicht, um es spielen zu können.

Ein weiteres typisches Merkmal eines Glücksspieles ist die Tatsache, dass die Spielerin oder der Spieler fürs Spielen meistens *bezahlen* muss (ausgenommen z.B. Wettbewerbe). Dabei lockt ein Geldgewinn zum Mitmachen und es wird *mit Geld* (oft in Form von Jetons) *um Geld gespielt.* Dabei ist die Gewinnsumme in der Regel von der Höhe des Einsatzes abhängig. Was auch heisst: Je höher der Einsatz, desto grösser der Gewinn. Diese Formel gilt selbstverständlich auch bei einem negativen Spielausgang: Je höher der Einsatz war, desto grösser ist der Verlust.

Im Jahre 2004 wurde im Auftrag der Eidgenössischen Spielbankenkommission durch das Büro für Arbeit und Sozialpolitisches (BASS) die Studie „Glücksspiel in der Schweiz" durchgeführt. Darin finden wir eine ähnliche Definition des Glücksspiels: *„Als Glücksspiel wird gemeinhin eine spezifische Form des Spielens bezeichnet, bei der (a) das Ergebnis zufallsabhängig ist, (b) der potenzielle Gewinn einen Vermögenswert darstellt und (c) die Teilnahme einen vermögenswerten Einsatz bedingt."*

So scheinbar berechenbar Glücksspiele von ihrem Charakter her auch sein mögen und so wenig Spielgeschehen und Spielausgang in den eigenen Händen liegen, umso anziehender sind sie für sehr viele Menschen. Sie *berühren* den Menschen! Eine Feststellung, die Fragen aufwirft: Was geschieht in einem Menschen, wenn er Glücksspiele spielt? Welche Empfindungen werden ausgelöst und was haben diese für einen Einfluss aufs Spielverhalten?

Psychische und körperliche Auswirkungen

Verschiedene Untersuchungen zeigen, dass Glücksspiele erhebliche Auswirkungen auf Körper und Psyche haben. So erzeugen die *Erwartung eines Gewinnes* und die *Angst vor Verlust* beim Spieler oder der Spielerin eine *innere Spannung* und damit verbunden die *Ausschüttung von chemischen Botenstoffen.* Diese Botenstoffe, sogenannte Neurotransmitter, beeinflussen die Empfindungen und Stimmungen des Spielers und damit sein weiteres Spielverhalten. Oder anders ausgedrückt, die Ungewissheit des Spielausganges und die Höhe des Einsatzes erzeugen bei der spielenden Person den typischen *Nervenkitzel.* Diese Anspannung wird vom Spielenden als anregend und angenehm empfunden, so dass es dazu kommen kann, dass dieser Zustand trotz Verlusten immer wieder gesucht wird. Kommt es dann zu Gewinnen, entstehen beim Spieler euphorische Gefühle wie z.B. Macht und Stärke: Balsam fürs Selbstwertgefühl. Manchmal sind diese Gefühle übersteigert und Spieler berichten darüber, sie hätten den Eindruck gehabt, der „Grösste" zu sein und dass die Welt ihnen zu Füssen liege.

Selbstverständlich können Verluste genau das Gegenteil bewirken: Niedergeschlagenheit, Mutlosigkeit oder Gefühle von Angst. Vor allem dann, wenn über die wirtschaftlichen Verhältnisse gespielt wird. In diesem Zusammenhang wird oft von psychosomatischen Reaktionen wie z.B. Schweissausbrüchen, Zittern, Herzrasen oder innerer Unruhe berichtet.

In diesem Sinne kommen Glücksspiele einer Droge gleich, welche aufs zentrale Nervensystem und Gedächtnis einwirkt und Wahrnehmung und Empfindung der Spielerin oder des Spielers psychisch wie körperlich verändert.

Diese Auswirkungen des Glücksspiels können zu einem Spielrausch führen, bei dem der Spieler alles um sich herum vergisst und den Bezug zum Geld verliert. Die Erhöhung der Einsätze und der Spieldauer sind dabei lediglich Mittel, damit sich das Karussell von Spannung und Entspannung noch schneller dreht. Die Jagd nach dem Gewinn rückt dabei ins Zentrum des Spieles.

In diesem Zusammenhang wird auch von der *psychotropen Wirkung* des Glücksspiels auf den Menschen gesprochen. Eine Wirkung, die sowohl psychisch wie körperlich abhängig machen kann und auf die wir im dritten Teil des Buches noch ausführlich eingehen werden.

Glücksspiele im Rad der Zeit

Glücksspiele sind keine Erfindung unserer Zeit. Bereits vor über 5000 Jahren wurde leidenschaftlich und viel gespielt. So sind aus der ägyptischen Kultur um etwa 3000 v. Chr. erste Zeugnisse von Glücksspielen überliefert. Bereits im Jahre 1573 v. Chr. und ebenfalls in Ägypten wurden Funde des Würfelspiels gemacht (G. Meyer u. M. Bachmann, 2000; Wykes, 1967, S. 6), eines der ältesten Glücksspiele überhaupt. In Europa kam in der zweiten Hälfte des 14. Jahrhunderts das Kartenspiel auf und im 16. Jahrhundert wurde das Lottospiel populär. Im 17. Jahrhundert hat der französische Mathematiker und Philosoph Blaise Pascal (1623–1662) das Roulettespiel erfunden. Dieses trat anfangs des 18. Jahrhunderts seinen Siegeszug in den Spielcasinos an und gilt bis heute als Inbegriff des Glücksspiels. Im Jahre 1895 stellte der deutsche Auswanderer Charles Frey den ersten sogenannten Einarmigen Banditen in Amerika auf (G. Meyer u. M. Bachmann, 2000, S. 6). Damit war mit der Entwicklung der Technik der Glücksspielautomat erfunden und mit ihm eines der am meist süchtig machenden Glücksspiele.

Negative Folgen des Glücksspiels

Doch nicht erst der Glücksspielautomat hat die Gefahren des Glücksspiels ins Zentrum des Bewusstseins gerückt. Glücksspiele waren in dieser Hinsicht schon immer ein gesellschaftliches Thema. Bereits in historischen Niederschriften der indischen Hochkultur werden Schicksale von Spielern beschrieben, die ihr ganzes Vermögen beim Würfelspiel verloren haben. Und von den Germanen wissen wir laut Tacitus (etwa 55–120 n. Chr.), dass Spielende nach dem Verlust von Hab und Gut ihre persönliche Freiheit aufs Spiel gesetzt haben (G. Meyer u. M. Bachmann, 2000, S. 5). Ein hoher Preis. Später, bei den Römern, war das Glücksspiel fester Bestandteil der Unterhaltung. Das hatte zur Folge, dass ganze Bevölkerungsgruppen unter den Folgeproblemen des übermässigen Glücksspiels und der Glücksspielsucht zu leiden hatten. Dieser Umstand rief trotz horrender Gewinne alsbald den Widerstand weltlicher und kirchlicher Institutionen gegenüber dem frei zugänglichen Glücksspiel hervor. Als Folge liess Kaiser Justinian (482–565 n. Chr.) sämtliche Glücksspiele verbieten (G. Meyer u. M. Bachmann, 2000; Gizycki u. Gorny, 1970, S. 24). Ein Verbot, das bekanntlich nicht lange anhielt: Die Geschichte zeigt, dass trotz gravierender Folgeprobleme die Spielleidenschaft immer wieder überhand nahm und die hohen Gewinne und Steuereinnahmen für Anbieter und den Staat Grund genug waren, um dem Glücksspiel immer wieder Raum zu geben: Sei es, dass Gesetzeslücken gefunden, geschaffen oder illegal gespielt wurde – und auch heute noch wird. In diesem Sinne hat das Zusammenspiel zwischen Spielleidenschaft, den Bemühungen der Schadensminderung und der Möglichkeit, horrende Gewinne zu erzielen, die Haltung des Staates und der Gesellschaft bis hin in unsere Zeit geprägt.

Die Glücksspiellandschaft in der Schweiz

In der Schweiz ist das Angebot an Glücksspielen ähnlich breit wie in andern Ländern auch. Es gibt die bekannten Glücksspiele wie Roulette, Black Jack oder die Glücksspielautomaten und es gibt Wetten, Lotterien oder Rubbelspiele, um nur einige zu nennen. Zur Regulierung der Angebote bestehen in der Schweiz zwei gesetzliche Grundlagen für Glücksspiel: Erstens das *eidgenössische Lotteriegesetz*, welches Lotto, Toto und Wettangebote regelt, zweitens das *Spielbankengesetz*, welches die gängigen Glücksspiele wie eben Roulette, Black Jack oder das Spiel am Geldspielautomaten im Spielbankenbereich reguliert. In jüngster Zeit ist das Pokerspiel dazugekommen. Beide Gesetze werden in ihrer Umsetzung durch zwei verschiedene Körperschaften kontrolliert: Für das Lotteriegesetz ist die kantonale Fachdirektorenkonferenz Lotteriemarkt und Lotteriegesetz resp. die interkantonale Lotterie- und Wettkommission (Comlot) zuständig, für das Spielbankengesetz die Eidgenössische Spielbankenkommission unter Schirmherrschaft des Bundes.

Das eidgenössische Lotteriegesetz

Beim eidgenössischen Lotteriegesetz handelt es sich um das Bundesgesetz betreffend die Lotterien und gewerbsmässigen Wetten vom 8. Juni 1923 sowie die Vollziehungsverordnung vom 27. Mai 1924. Das Gesetz besagt, dass in der Schweiz grundsätzlich keine Lotterien und Wetten angeboten, durchgeführt oder darauf eingegangen werden darf. Ebenfalls verbietet das Gesetz die Durchführung der *Buchmacherwette*. Bei der Buchhalterwette handelt es sich um ein Spielprinzip, bei dem der Spielende gegen den Wettanbieter spielt und bei dem eine deklarierte Quote die Höhe der Gewinnausschüttung bestimmt.

Will ein Veranstalter in der Schweiz trotzdem Lotterien oder Wetten anbieten und durchführen, bedarf dies einer *kantonalen Bewilligung*, wobei im Gegensatz zur Buchmacherwette das Prinzip des *Totalisators* gilt. Totalisatorwetten ähneln im Prinzip einer staatlichen Lotterie: Der Veranstalter bezahlt einen fixen Prozentsatz (also keine Auszahlung nach Quoten) der Einnahmen an die Gewinner aus und hat selbst kein Verlustrisiko – die Wetter spielen gegeneinander und nicht gegen den Veranstalter.

Seit Anfang 2000 wurde die aktuelle Gesetzgebung mittels verschiedener politischer Vorstösse vermehrt kritisiert. Dies veranlasste die Schweizer Regierung im Jahre 2001, einen Bericht zur Situation im Lotterie- und Wettbereich in Auftrag zu geben. Die Hauptaussage des Berichtes ist, dass das Gesetz einer Totalrevision bedürfe, da der Markt mit dem bestehenden Gesetz kaum mehr zu kontrollieren sei und die Angebote ein immer höheres Suchtrisiko aufwiesen.

Konkret bedeutet dies, dass immer mehr ausländische Wettanbieter trotz Verbot über das Internet in den Schweizer Markt eingedrungen sind und auch Schweizer Anbieter Angebote im illegalen Grenzbereich geschaffen haben oder ihre Angebote inflationär ausbau(t)en.

Diesbezüglich berichtete *Der Bund* in seinem Artikel „Wettfieber mit Schönheitsfehler" (31. Mai 2008), dass der von Swisslos angebotene „Sporttip" einer Buchmacherwette gleichkomme und somit illegal sei. Weiter wurde im Artikel dargelegt, dass es lt. behördlicher Aussage für die Schweizer Justiz kaum mehr möglich sei, die internetbasierten ausländischen Angebote zu reglementieren resp. zu sanktionieren. So würden die kantonalen Strafbehörden erst dann eingreifen, wenn direkt Werbung in der Schweiz betrieben werde; etwa in Zeitungen, an Stadionbanden oder auf Sportlertrikots. Für das Schweizer Wettpublikum sei an dieser Stelle vermerkt, dass die Nutzung der ausländischen Angebote kein Straftatbestand ist (Stand 2010).

Was das erhöhte Suchtrisiko betrifft, wurden primär die omnipräsente Zugänglichkeit, ob im Internet oder realen Bereich, oder die erhöhte Ereignisfrequenz der Spiele, wie sie z.B. beim schnelllebigen Lottospiel Ecco, bei dem alle fünf Minuten bis zu 220000 Franken zu gewinnen sind, ins Feld geführt.

Die Vorstellung einer Totalrevision behagte den Kantonen überhaupt nicht, da eine Revision das faktische Lotteriemonopol der Kantone tangieren würde (vergl. Bericht des Eidgenössischen Justiz- und Polizeidepartement über die Situation im Lotterie- und Wettbereich vom 15. Mai 2008). In der Folge wurde auf bundesrätliches Geheiss hin im Jahre 2004 die Totalrevision bis ins Jahre 2011 sistiert. Für diese bundesrätliche Vorgehensweise waren unter anderem das Zugeständnis der Kantone, anstehende Mängel zu beheben und wirksame Massnahmen zu treffen, ein wesentlicher Grund für diese zeitliche Verschiebung.

Im Jahre 2005 beschlossen die Kantone im Rahmen der „Interkantonalen Vereinbarung über die Aufsicht sowie die Bewilligung und Ertragsverwendung von interkantonal oder gesamtschweizerisch durchgeführten Lotterien und Wetten“ eine vereinheitlichte Vorgehensweise im Lotterie- und Wettmarkt.

Das Fazit daraus ist, dass nicht mehr jeder Kanton für sich über die Bewilligung und die Durchführung von Lotto- und Wettangeboten entscheidet, sondern die eigens seit 2006 geschaffene interkantonale Lotterie- und Wettkommission (Comlot). Sie hat die Aufgabe, den Lotterie- und Wettmarkt (inkl. der in- und ausländischen Angebote im Internet) zu überwachen und über die Zulassung neuer Lotto- und Wettangebote zu entscheiden.

Weiter wurde mit der Ratifizierung der interkantonalen Vereinbarung die Suchtbekämpfung und -prävention zum Inhalt vorgeschrieben. So müssen die Lotteriegesellschaften neben den Abgaben für soziale und gemeinnützige Zwecke 0,5 % des Bruttospielertrags für die Prävention und Behandlung der Glücksspielsucht im Lotterie- und Wettbereich zur Verfügung stellen. Und die *Kantone* müssen bestrebt sein, mit diesem Geld entsprechende Behandlungen und präventive Massnahmen im *Lotto- und Wettbereich* anzubieten und durchzuführen. Diese Regelung führte dazu, dass in den Kantonen unterschiedliche Bestrebungen zur Suchtprävention und Suchtbehandlung im Gange sind.

Bei diesen Aktivitäten geht es vor allem darum, breit angelegte Präventionskampagnen für die Bevölkerung zu lancieren und für Betroffene und Angehörige ambulante, regionale Beratungen und Therapien anzubieten resp. vorhandene Angebote thematisch auszubauen. In der Folge haben sich verschiedene Kantone zur gemeinsamen Vorgehensweise zusammengeschlossen, andere wiederum entwickeln eigene Konzepte (Stand 2010).

Fazit: Lotterien und Wetten

(Stand 2010)

Wie bereits erwähnt, ist die Revision des Lotteriegesetzes bis 2011 sistiert. Wie das revidierte Lotteriegesetz schlussendlich aussehen wird und ob weitere präventive Massnahmen speziell im telekommunikativen Bereich (z.B. im Internet, beim interaktiven Fernsehen oder beim Spielen über das Handy) im revidierten Gesetz vorgegeben werden, kann zum gegebenen Zeitpunkt nicht gesagt werden.

Aus dem bereits erwähnten Bericht des Eidgenössischen Justiz- und Polizeidepartement geht jedoch hervor, dass auf die Entwicklung im internationalen Markt und unter Berücksichtigung der internationalen

Gesetzgebung auf eine mögliche Angebotssteuerung von ausländischen und Schweizer Anbietern eingegangen werden soll.

Dieses Bestreben halte ich für angemessen und notwendig, will man unter anderem präventive Massnahmen wie z.B. das Setzen von Spiellimiten oder die Früherfassung von problematischem Spielverhalten verbindlich umsetzen und nicht nur auf die freiwilligen Bemühungen der Anbieter setzen. (Wobei ich an dieser Stelle darauf hinweisen will, dass manche Anbieter bereits sehr gute und vielfältige, auf Selbstverantwortung basierende Möglichkeiten der Spielkontrolle zur Verfügung stellen).

Zusammenfassend kann gesagt werden, dass sich die Glücksspielangebote und die Rahmenbedingungen im Lotto-, Toto- und Wettbereich im realen und virtuellen Bereich für Konsumierende weiter verändern werden: Die Anbieter werden vertrauenswürdiger und die Angebote noch schnelllebiger und variantenreicher werden. Eine so gesteigerte Spieldynamik führt erwiesenermassen zu einer gesteigerten Faszination und Kundenbindung – und damit zu einer erhöhten Suchtgefahr.

Weiter ist zu erwähnen, dass die Auflage, Prävention *alleinig* für den Lotto und Wettbereich zu betreiben, zu wenig weit greift. Denn es kann angenommen werden, dass Personen mit einem problematischen oder süchtigen Spielverhalten *sowohl* Lotto oder Wetten *als auch* Glücksspiele im Spielbankenbereich spielen. Dies erfordert eine präventive beraterische und therapeutische Ausrichtung auf alle Glücksspiele resp. auf den Umgang damit, sowohl im realen wie im virtuellen Bereich.

Wieweit dabei eine Person ein bestimmtes Glücksspiel bevorzugt, ist aus präventiver Sicht insofern relevant, als im Rahmen der Aufklärung auf die unterschiedlichen Suchtgefahren einzelner Spiele eingegangen und für Spielende die spezifische Möglichkeit zur Selbstkontrolle aufgezeigt werden sollten.

Das Spielbankengesetz

Wie im Bereich der Lotterien und Wetten hat sich auch im Bereich der Spielbanken und ihrer Angebote sehr viel verändert. Nach der Bundesverfassung bestand seit 1928 ein striktes Spielbankenverbot. Dies führte dazu, dass viele Schweizerinnen und Schweizer für das „Grand jeu" in die Spielcasinos der Nachbarländer (wie z.B. nach Konstanz, Baden-Baden, Bregenz oder Mailand) gingen. Dort waren sie oft und gern gesehene Gäste.

Ende der 80er und Anfang der 90er Jahre geriet der Finanzhaushalt des Bundes in Schieflage. Eine Massnahme zur Verbesserung des Finanzhaushaltes war die Aufhebung des Spielbankenverbotes. Dadurch erhoffte sich der Staat, vor allem für die Alters- und Hinterlassenenversicherung (AHV), jährliche Einnahmen von über 150 Mio. Franken. Per Volksentscheid im Jahre 1993 wurde diesem Anliegen stattgegeben. Parallel dazu wurde ein Bundesgesetz über Glücksspiele und Spielbanken geschaffen: das Spielbankengesetz (SBG). Dieses Gesetz wurde im Dezember 1998 von den eidgenössischen Räten verabschiedet und im April 2000 in Kraft gesetzt. Die Kontrolle dieses Gesetzes wurde, wie bereits erwähnt, der Eidgenössischen Spielbankenkommission übertragen. Diese eröffnete sodann ein Konzessionsverfahren zur Bewilligung von Spielbanken in der Schweiz. Das Resultat dieses Verfahrens: Im Oktober 2001 wurden in der Schweiz insgesamt 21 Konzessionen zur Betreibung von Spielcasinos erteilt. Davon waren vierzehn sogenannte B-Casinos, in denen vorwiegend an maximal 150 *Geldspielautomaten* (also Glücksspielautomaten) und mit beschränktem Einsatz- und Gewinnlimiten *Roulette* oder *Black Jack* gespielt werden kann, und sieben A-Casinos, in denen die erwähnten Spiele im grossen Stile und ohne gesetzliche Höchstgrenzen gespielt werden können. Mit diesem flächendeckendem Angebot an Spielcasinos kann angenommen werden, dass die Schweiz europaweit eine der höchsten Spielbankendichte hat.

Glücksspielautomaten nur noch in Spielbanken
Mit der Installation von Spielbanken haben sich die *Verfügbarkeit und die Rahmenbedingungen der Glücksspielautomaten* gravierend verändert. Konnten bis dato Glücksspielautomaten in Bars, Spielsalons, Restaurants oder Gaststätten angeboten werden, wurden diese mit Inkrafttreten des Spielbankengesetzes im Jahre 2005 endgültig aus diesen Bereichen verbannt. Glücksspielautomaten dürfen demnach in der Schweiz nur noch in Spielcasinos betrieben werden. Laut Aussagen vieler glücksspielsüchtiger Menschen ist dies ein begrüssenswerter Schritt, da er ihnen die Zugänglichkeit erheblich einschränke und damit helfe, den Verlockungen der Automaten zu widerstehen.

Das Sicherheits- und Sozialkonzept

Aus Sicht der Glücksspielprävention war im neu geschaffenen Spielbankengesetz die *Auflage* eines differenzierten *Sicherheits- und Sozialkonzeptes* ein wichtiger Faktor. Denn mit dieser gesetzlichen Vorgabe ist es nicht alleine den Spielbanken überlassen, präventiv zu wirken, sondern sie sind dazu verpflichtet, die Geldwäscherei zu bekämpfen und *Gewähr zu bieten, präventive Massnahmen zur Bekämpfung der schädlichen Auswirkungen des Glücksspiels umzusetzen.* Vier Punkte stehen dabei im Vordergrund:

- Prävention und Früherkennung von spielsüchtigen Spielerinnen und Spielern
- Ausbildung und regelmässige Weiterbildung des Casinopersonals bezüglich der Umsetzung des Sozialkonzeptes
- Erhebung von Daten über die Spielsucht
- Zusammenarbeit der Spielbank mit einer Organisation im Bereich Suchtprävention oder Suchttherapie

Des Weiteren werden den Spielbanken im selben Gesetz (Art. 21 bis 33, 3. Abschnitt, „Betrieb") sechs weitere Grundpflichten auferlegt:

- Beachtung und *Erlass von Spielverboten* (für minderjährige Personen und für Personen mit einer Spielproblematik)
- Ausweiskontrolle
- Verbot, Darlehen und Vorschüsse zu gewähren
- Beachtung der Bestimmungen über Zahlungsmittel und Depots
- Informationspflicht gegenüber der Eidgenössischen Spielbankenkommission (ESBK)
- Verbot aufdringlicher Werbung

Aus präventiver Sicht ist an dieser Stelle speziell die Auflage zum Erlass von Spielverboten zu erwähnen. Mit dieser Auflage sind die Spielcasinos angehalten, das Spielverhalten ihrer Gäste zu erfassen und Spielende, welche ein problematisches Spielverhalten zeigen, anzusprechen und gegebenenfalls Massnahmen zu ergreifen. Dabei werden durch das Casino die wirtschaftlichen Möglichkeiten wie z.B. die Höhe des Einkommen und die Vermögenssituation geklärt oder Steuererklärungen und Betreibungsregister überprüft. Oft wird bei diesen Abklärungen ein fachärztlicher Bericht oder ein Bericht einer Suchtfachstelle beigezogen oder es werden Angehörige in die Abklärungen miteinbezogen.

Besteht bei einer Person auf Grund dieser Abklärungen sowie der festgehaltenen und formell festgelegten Beobachtungen ihres Spielverhaltens der erhärtete Verdacht einer Spielsucht, ist das Casino gesetzlich verpflichtet, eine solche Person mit einer Spielsperre zu belegen. Die Spielsperre gilt für alle Schweizer Casinos, wobei die Casinos diesbezüglich elektronisch vernetzt sind, so dass bei der obligaten Ausweiskontrolle eines Gastes feststellbar ist, ob eine Person gesperrt ist oder nicht.

Eine Spielsperre kann aber auch vom Gast selber beantragt werden. Er kann dies in jedem Schweizer Casino direkt veranlassen, indem er sich an den Verantwortlichen des Sozialkonzeptes wendet oder eine Spielsperre brieflich beantragt. Ausgesprochene wie selber eingereichte

Spielsperren dauern ein Jahr (dabei handelt es sich um eine Übereinkunft der Spielbanken und keine gesetzliche Auflage) und können nur in jenem Casino aufgehoben werden, in dem die Spielsperre verhängt wurde. Die Aufhebung einer Spielsperre umfasst in allen Fällen wiederum eine minutiöse Neubeurteilung der Situation. Dabei wird oft ein Bericht eines Facharztes oder einer Suchtfachstelle eingeholt. Die darin gemachten Aussagen über eine Spielsperrenaufhebung oder -beibehaltung sind für das Spielcasino als Empfehlung zu sehen und sind nicht verbindlich. Aus rechtlicher Sicht obliegt der Entscheid für eine Aufhebung oder Beibehaltung immer beim Spielcasino.

Weiter sind die Spielbanken verpflichtet, im Spielbankenbereich auf die Gefahren des Glücksspiels hinzuweisen oder auf Beratungs- und Therapiemöglichkeiten aufmerksam zu machen. Dies geschieht mit entsprechenden Broschüren und der Vermittlung von Fachstellen oder dem Hinweis auf telefonische Hilfsangebote. Dabei ist zu ergänzen, dass es weder für die Spielbanken noch für Fachstellen eine gesetzliche Grundlage gibt, um gefährdete Spieler zu einer Beratung oder Therapie zu verpflichten.

Wie nachfolgender Tabelle zu entnehmen ist, wurde die Massnahme der Spielsperre fortwährend genutzt, wobei zu erwähnen ist, dass die meisten Spielsperren auf Eigeninitiative von Spielenden zu Stande gekommen sind. Die nachfolgende Tabelle gibt Auskunft über die Entwicklung der Spielsperren in Schweizer Casinos.

Entwicklung Spielsperren 2001 bis 2008 in Schweizer Spielcasinos			
Jahr	**Aktive Spielsperren**	**Jährliche Zunahme**	**Total**
2001	0	4559	4559
2002	4559	495	5054
2003	5054	1628	6882
2004	6882	2929	9611
2005	9611	3040	12651
2006	12651	3227	15878
2007	15878	3378	19256
2008	19256	3229	22485

Quelle: Eidgenössische Spielbankenkommission (www.esbk.ch., 2009)

Die Kontrolle des Sozialkonzeptes

Gesetzen wird in der Regel Geltung verschafft, indem sie von den betroffenen Institutionen und Personen eingehalten und von amtlicher Stelle kontrolliert werden. Dies ist beim Spielbankengesetz nicht anders.

Die Eidgenössische Spielbankenkommission hat unter anderem die Aufgabe, der Umsetzung des Gesetzes Nachdruck zu verleihen und die getroffenen Massnahmen wie z.B. die Durchführung der Spielsperren zu überprüfen. Weiter hat die Kommission die Auflage zu beurteilen, welche Geldspielautomaten als Glücksspiele und welche als Geschicklichkeitsspiele gelten. Der letzte Punkt ist insofern relevant, als Geldspielautomaten, welche als Geschicklichkeitsspiele eingestuft werden, auch ausserhalb von Spielcasinos betrieben werden dürfen.

Bei der Umsetzung des Sozialkonzeptes werden die Spielcasinos regelmässig kontrolliert. Werden Fehlleistungen festgestellt, müssen diese behoben werden. Allenfalls sind die dabei gemachten Auflagen mit Sanktionen verbunden. Ebenfalls sind die Spielcasinos verpflichtet, über ihre Tätigkeiten Bericht zu erstatten.

Fazit

Mit diesen Massnahmen für niedergelassene Spielcasinos hat die Schweiz weltweit eines der differenziertesten und strengsten Gesetze zur Bekämpfung schädlicher Auswirkungen des Glücksspiels im Spielbankenbereich. Vor allem die Auflage, bei glücksspielsüchtigen Personen intervenieren zu müssen, veranlasst die Spielcasinos, aktiv zu sein. Denn würde ein Casino tatenlos zusehen, wie eine Person ihr Hab und Gut verspielt, resp. bei auffälligem Spielverhalten nicht eingreifen, besteht für betroffene Personen die Möglichkeit, das Spielcasino zu verklagen.

Selbstverständlich sind all diese Auflagen und Möglichkeiten keine Garantie dafür, die Spielsucht *allumfassend* eindämmen zu können. Trotzdem bieten die bestehenden Schutzmassnahmen auch für Spielerinnen und Spieler eine gute Möglichkeit, sich selbst vor dem Glücksspiel zu schützen. Auf diese Weise ist die Verantwortung nicht nur beim Spielcasino, sondern genauso beim Spieler.

Doch wie sieht es bezüglich präventiver Massnahmen im Bereich des Internets aus? Und was sind die rechtlichen Rahmenbedingungen des in den letzten Jahren stark aufgekommenen Pokerspiels?

Internetglücksspiel im Spielbankenbereich

Mit Stand 2009 ist in der Schweiz gemäss dem Spielbankengesetz die Durchführung von Internetglücksspielen und anderen telekommunikationsgestützten Glücksspielen des Spielbankenbereichs verboten. Die Praxis zeigte jedoch, wie bereits erwähnt, dass im Laufe der vergangenen Jahre immer mehr ausländische Glücksspielanbieter ihre Produkte in der

Schweiz anbieten und die aktuellen technischen Mittel zur Durchsetzung des geltenden Verbots nicht ausreichen. Dies führte dazu, dass die Schweizer Regierung im Jahre 2007 die Situation überprüfen liess.

Aus dem diesbezüglichen Bericht der Eidgenössischen Spielbankenkommission geht hervor, dass für Schweizer Anbieter im Sinne der Wettbewerbstauglichkeit und zur Umsetzung von schadensmindernden Massnahmen das Spielbankenverbot im Internet gelockert und einer beschränkten Anzahl von Schweizer Anbietern eine Konzession zur Durchführung von Glücksspielen erteilt werden soll. Dabei schliesst der Bericht eine Lockerung zur Durchführung anderer telekommunikativer Angebote aus.

Als flankierende Massnahme dieser Liberalisierung soll das illegale virtuelle Glücksspiel eingedämmt und einem Sozialkonzept, analog dem oberen, Rechnung getragen werden (vergl. Medienmitteilung, Eidgenössisches Justiz- und Polizeidepartement, 22. April 2009, sowie Bericht der Eidgenössischen Spielbankenkommission, „Überprüfung der Lockerung des Verbots telekommunikationsgestützter Durchführung von Glücksspielen", 31. März 2009).

Im nachfolgenden Auszug des Berichtes werden als mögliche präventive Massnahmen folgende Punkte erwähnt:

2.3 Vorbeugung in Bezug auf sozialschädliche Auswirkungen des Spielbetriebs

2.3.1 (Bericht Seite 13 und 14)
Übertragbarkeit der Massnahmen auf Online-Glücksspiele

Die Hauptprobleme bei der Übertragung des Sozialschutzes auf Angebote im Bereich des virtuellen Spiels liegen in der Früherkennung (vgl. Art. 38 Abs. 2 VSBG sowie Art. 39 VSBG), der Durchsetzung von Spielsperren und -verboten (vgl. Art. 21ff SBG), der Prüfung der Situation des Spielers im Rahmen einer Aufhebung der Spielsperre (vgl. Art. 22 SBG sowie Art. 42 VSBG) sowie der Formulierung und Durchsetzung von Vorgaben im Bereich Werbung (vgl. Art. 33 SBG sowie Botschaft zum Gesetz).

Andere Vorgaben aus dem Bereich des Sozialschutzes lassen sich teils mit leichten Anpassungen auf den Bereich des virtuellen Glücksspiels übertragen; so die Aus- und Weiter-

bildung (vgl. Art. 39 VSBG), die Kooperation mit externen Stellen (vgl. Art. 39 VSBG und 37 Abs. 2 VSBG), Regelungen bzgl. der Zahlungsmittel (vgl. Art. 27f SBG und 45 VSBG) und der Bereitstellung von Informationen (vgl. Art. 38 Abs. 1 VSBG) sowie die Erstellung von jährlichen Berichten (vgl. Art. 40 VSBG) und Datenzugriffsreglementen (vgl. Art. 43 VSBG).

Früherkennung
Es ist vorstellbar, dass im Bereich der Früherkennung neue, äquivalente Massnahmen entwickelt werden. Eine genaue Abschätzung ihrer Wirksamkeit ist im Rahmen dieses Berichts jedoch nicht möglich. Der persönliche Kontakt und die Beobachtung und subjektive Einschätzung durch Mitarbeiter in terrestrischen Spielbanken müsste durch ein sehr genaues Screening des Verhaltens beim virtuellen Spiel (Einsätze, Zeiten) ersetzt werden. Dies erscheint nur sinnvoll, wenn eine Form des Datenaustauschs zwischen den Anbietern von terrestrischen und virtuellen Glücksspielen gefunden wird. Hier soll eine gesetzliche Grundlage zur Verarbeitung von Daten über die Spieler geschaffen werden.

Andere Problembereiche
Die gesetzlichen Grundlagen zur Durchsetzung von Spielsperren und -verboten und Aufhebung von Spielsperren müssen daraufhin geprüft werden, ob sie für den Online-Bereich genügen.

Werbung
Genauere Regelungen für den Bereich Werbung bezüglich Inhalt und Form sind wünschenswert. Bei Einschränkungen hinsichtlich des Umfangs muss eine Abwägung zwischen den Aspekten Konkurrenzfähigkeit (gegenüber ausländischen Anbietern) und der Eingrenzung sozialschädlicher Auswirkungen gefunden werden.

2.3.2
Auswirkungen auf die Aufsichtstätigkeit

Im Bereich der Aufsichtstätigkeit ist der zusätzliche Aufwand sehr stark von der Art und dem Umfang des zusätzlichen Angebots abhängig. Der Aufwand steigt zum einen mit der Anzahl der Anbieter und zum anderen mit der steigenden Komplexität neuer Technologien (z.B. zusätzliche Ressourcen im Bereich Informatik).

Mögliche praktische Umsetzung
Das Profil des Onlinespielers ist im Vergleich zu jenem eines in terrestrischen Casinos spielenden Kunden viel transparenter. Sämtliche Einsätze und Gewinne, die Spieldauer und das Spielverhalten können elektronisch aufgezeichnet und ausgewertet werden. So ist

z.B. denkbar, dass eine elektronische Cool-Off-Phase eingebaut wird, sobald ein Spieler einen gewissen Verlust erlitten hat. Zudem wäre zu prüfen, ob bei Häufigspielern nicht kundenspezifische, auf das jeweilige Einkommen abgestimmte elektronische Sperren aktiv werden sollten, falls die vordefinierten Einsatzlimiten überschritten werden.

Fazit: Internetglücksspiel im Spielbankenbereich

Wie wir feststellen können, sind im Bericht viele Probleme erkannt und vieles angedacht; so z. B. das Bestreben, das Sozialkonzept resp. das Spielbankengesetz auch im Internetbereich umzusetzen. Dabei halte ich vor allem die Möglichkeit für sinnvoll, auf selbstverantwortlicher *und* gesetzlicher Basis das Spielverhalten zu regulieren. Dies könnte tatsächlich eine schützende Wirkung vor den negativen Auswirkungen des virtuellen Glücksspiels haben. Voraussetzung dazu ist, wie im Bericht erwähnt, die parallele Eindämmung der ausländischen Angebote, die Regulierung des Spielverhaltens und der Austausch von Daten zum Spielverhalten des Einzelnen im realen und im virtuellen Spielbereich. Denn wie Studien zeigen, nutzen leidenschaftlich spielende Personen die Angebote genauso in niedergelassenen Spielcasinos wie im Internet, wobei selbstverständlich gewisse Vorlieben bestehen. Ebenso kann angenommen werden, dass Personen mit einer Spielsperre ihren Spieldrang vermehrt im Internet zu befriedigen suchen.

Wieweit zukünftig welche präventiven Massnahmen umgesetzt werden, hängt mehrheitlich vom politischen Willen ab. Denn technisch sind regulierende Massnahmen machbar, was wir z.B. an den verschiedenen Bemühungen der chinesischen Regierung zur Kontrolle und Regulierung des Internets sehen können.

Um jedoch zukünftig griffige präventive Massnahmen zu bestimmen und umzusetzen, ist nicht nur die Politik, sondern sind genauso Anbieter, Präventionsfachleute und Fachleute aus Therapie und Beratung gefordert. Ich denke dabei vor allem an eine gute *Vernetzungsarbeit* aller

Beteiligten, welche die neuen Rahmenbedingungen zur Durchführung von *virtuellen* und *realen* Glücksspielen mit zielgerichteten Angeboten der Prävention sowie Hilfsangeboten in Beratung und Therapie *koppeln* würden. Dabei denke ich nicht nur an Massnahmen im Kontext der Spielangebote wie z.B. das Bereitstellen von Beratungsadressen, sondern auch an Massnahmen im öffentlichen Raum, bei denen mit gezielten Präventionskampagnen eine *Sensibilisierung* bezüglich der Gefahren und eines konstruktiven Umgangs mit den Glücksspielen herbeigeführt werden könnte. Diesbezüglich gibt der Bericht leider keine Hinweise.

Gesetzliche Regelung des Pokers

Seit 2003 ist Poker in Europa und auch in der Schweiz immer populärer geworden, vor allem durch die Pokerturniere, welche regelmässig im Fernsehen übertragen werden. Diese Tatsache führte dazu, dass sich für Poker in der Schweiz eine neue Gesetzesregelung aufdrängte. In der Folge definierte die Eidgenössische Spielbankenkommission (ESBK) im Jahre 2008 gesetzliche Bestimmungen für die Durchführung und die Rahmenbedingungen von Poker. Demzufolge konnten in der Schweiz innerhalb, aber auch ausserhalb von Spielbanken, wie z.B. in Restaurants, Bars oder anderen Räumlichkeiten, bewilligungspflichtige *Pokerturniere,* aber keine Cash-Games stattfinden.

Bei der Beurteilung, Pokerturniere auch ausserhalb von Spielbanken zuzulassen, ging die ESBK davon aus, dass es sich beim Poker im beschriebenen Kontext in dieser Form nicht um ein Glücksspiel, sondern um ein *Geschicklichkeitsspiel* handle. Begründet wurde dies mit der Feststellung, dass „der in Aussicht stehende von der Ranglistenposition abhängige Gewinn unter Umständen überwiegend von der Geschicklichkeit des Spielers abhängen kann“ (vergl. Eidgenössische Spielbankenkommission, Mitteilung Poker vom 21. April 2008). Des Weiteren ging man davon aus, dass das Pokerspiel bei Turnieren mit einer bestimmten Spielweise, wie z.B. dem *Freeze-Out-System* nach der *Texas-Hold'em-Variante,* die Gefahr von Folgeproblemen eindämmen würde.

Dieser Sichtweise schloss sich das Schweizer Bundesgericht nicht an. Mit seinem Entscheid vom 20. Mai 2010 hat es entgegen der oben erwähnten Beurteilung der Eidgenössischen Spielbankenkommission die Pokerturniere nach der Variante „Texas Hold'em" neu als *Glücksspiele* beurteilt. Damit wurde die Organisation und Durchführung von Pokerturnieren *ausserhalb* von Spielbanken *verboten.*

Dieses Dekret bewirkte einen grossen Aufschrei in der Schweizer Pokerszene, da viele Anbieter ihre Pokerlokale erst aufwendig aufgerüstet hatten und nunmehr vor dem Aus standen und Pokerfans ihrer lokalen Spielmöglichkeit beraubt wurden. In der Folge wurde in den Medien und in Internetforen heftig diskutiert, inwiefern das Pokerspiel nun ein Glücksspiel oder ein Geschicklichkeitsspiel sei. Einschlägige Kreise haben gar eine Unterschriftensammlung für eine Petition gestartet und eine Volksinitiative zur Bewilligung von Pokerturnieren ausserhalb der Spielcasinos wird in Erwägung gezogen.

Doch wie kam es zu dieser neuen Gesetzeslage?

Nachdem das Bundesverwaltungsgericht die Beurteilung der Eidgenössischen Spielbankenkommission im Juni 2009 gestützt hatte, erhob der Schweizer Casinoverband gegen dieses Urteil Beschwerde, welche mit dem besagten Entscheid des Bundesgerichts gutgeheissen wurde. Begründet wurde das Urteil des Bundesgerichtes mit der Feststellung, dass die Zufallselemente die Geschicklichkeitselemente, wie z.B. Spielübersicht, Konzentration oder Risikomanagement, überwiegen und verschiedene Studien im Ausland dies belegen würden. Ein weiterer Punkt der Urteilsbegründung war die Feststellung, man wolle den Pokerboom keiner unkontrollierten Marktöffnung und rechtlichen Willkür aussetzen, da es das Ziel des Schweizer Gesetzgebers sei, das Glücksspielwesen zu vereinheitlichen und die Vorbeugung vor möglichen Folgeproblemen sicherzustellen.

Demzufolge dürfen *Pokerspiele* nur noch *in konzessionierten Spielcasinos angeboten und durchgeführt werden*, was auch heisst, dass sie dem

Spielbankengesetz unterstellt sind und unter die Auflagen des Sozialkonzepts fallen. Ausgenommen von der neuen Regelung soll weiterhin das Pokerspiel im Familien- und Freundeskreis sein, wobei diese Ausnahme von Seiten der Eidgenössischen Spielbankenkommission als einschränkend zu verstehen ist und die Durchführung von Pokerspielen in Vereinen oder privaten Clubs unter strafrechtlicher Verfolgung verboten ist.

2. Teil

Glücksspiele und ihre Attraktivität

„Ich kann mir nicht vorstellen, was beim Spielen am Glücksspielautomaten interessant sein soll."
Leidenschaftlicher Roulettespieler

Haben Sie dies auch schon festgestellt? Oder gehören Sie zu jenen Personen, die dem Automatenspiel einen Reiz abgewinnen können?

In diesem Teil des Buches gehe ich der Frage nach der Attraktivität von Glücksspielen nach. Wir setzen uns dabei mit dem Charakter der einzelnen Glücksspiele auseinander und befassen uns mit deren Faszination. Sie erhalten auf diese Weise einen Einblick über Eigenschaften einzelner Glücksspiele, welche das Suchtpotential eines Glücksspiels ausmachen, sowie einen Überblick, in welchem Rahmen sie gespielt werden. Auf andere Einwirkungen wie z.B. die Werbung oder die Verfügbarkeit der einzelnen Spiele werde ich nicht eingehen, obwohl sie selbstverständlich auch einen wesentlichen Einfluss auf das Spielverhalten und den Umgang mit Glücksspielen haben.

Weiter ist zu erwähnen, dass ich die Einschätzungen nicht nach einem bestimmten Raster treffe, was dazu führt, dass alleinig die wichtigsten Kriterien der Faszination und des Gefährdungspotentials aufgeführt sind. Auch erstelle ich keine „Hitliste der gefährlichsten Glücksspiele".

Dies aus zweierlei Gründen. Erstens spricht jedes Spiel die Menschen anders an, so dass es auch sehr individuell ist, auf welche Weise ein Glücksspiel eine Person fasziniert. Zweitens kann das heissen, dass die Auswirkungen eines von seinem Abhängigkeitspotential her „ungefährlichen" Glücksspiels für viele Menschen zwar tatsächlich kein Problem darstellen, für andere Personen jedoch schon.

Zurzeit laufen auf internationaler Ebene wie in der Schweiz verschiedene wissenschaftliche Diskussionen über die Gefahren und das Gefährdungspotential von Glücksspielen im realen wie im virtuellen Bereich. Auch bei diesem Diskurs gibt es noch keine einheitliche Beurteilung des Gefahrenpotential eines bestimmten Glückspieles. Nach Stand der Dinge werden im Wesentlichen folgende Kriterien zur Beurteilung des Gefährdungspotentials eines Glücksspiels erwähnt (Kurzzusammenfassung):

Kriterien Gefährdungspotential	**Kurzdefinition**
1. Ereignisfrequenz	Die Ereignisfrequenz bezeichnet die Zeitspanne zwischen dem Einsatz, der Gewinnauszahlung und der Entscheidung zum nächsten Einsatz. Je schneller der Spielablauf, desto grösser die psychotrope Wirkung, desto intensiver der Nervenkitzel.
2. Grad der Interaktion	Der Grad der Interaktion bezeichnet das Ausmass des Eingebundenseins der spielenden Personen ins Spielgeschehen, z.B. durch die Betätigung von Knöpfen (Geldspielautomat) oder das Setzen beim Roulette. Je höher der Eindruck der Beteiligung ausfällt, desto grösser ist die emotionale Bindung ans Spiel.
3. Förderung der Kontrollüberzeugung	Ein hoher Grad von Interaktion kann beim Spielenden die Illusion fördern, einen Einfluss auf das Geschehen zu haben, z.B. im richtigen Moment die Knöpfe gedrückt oder das vermeintlich richtige System gespielt zu haben.
4. Einsatz	Ein grosses Spektrum an Einsätzen fördert z.B. die Illusion, Verluste mit grösseren Einsätzen wieder wettzumachen. Demzufolge bedeutet die uneingeschränkte Möglichkeit von Einsätzen auch ein erhöhtes Gefahrenpotential. Geringe Einsätze fördern das Weiterspielen.

5. Gewinnstruktur	Viele kleine Gewinnchancen und Auszahlungen fördern das Weiterspielen in der Hoffnung, noch viel mehr zu gewinnen. Oder sogenannte Fastgewinne wecken die Illusion, nahe am Gewinn zu sein. Die Möglichkeit, mit kleinen Einsätzen zu spielen, lässt Verluste oft geringer erscheinen.
6. Sozialer Kontakt	Der Einfluss einer Gruppe kann das Spielverhalten des Einzelnen verstärken, z.B. wenn Wetten ein gemeinsames Unternehmen ist. Pathologischen Spielern bieten Gewinne die Möglichkeit, vor anderen gut dazustehen und Anerkennung zu erlangen.
7. Anonymität	Die Befürchtung, beim hemmungslosen Spielen entdeckt zu werden, schwindet und lässt dem Spielverhalten freien Lauf (z.B. Internetglücksspiele).
8. Vermarktung	Verlockende Werbung kann dazu führen, dass die Gefahren des Glücksspiels verdrängt werden.
9. Verfügbarkeit	Je grösser die Verfügbarkeit, desto höher die Nachfrage und die Wahrscheinlichkeit problematischen Spielverhaltens bei gefährdeten Personen.
10. Jackpot	Grosse Anziehungskraft durch die Tatsache, dass sich der Jackpot stetig erhöhen kann und somit die Gewinnsumme gesteigert wird.
11. Sensorische Produktegestaltung	Ton-, Licht- und Farbeffekte wie z.B. Melodien oder das Blinken von Lichtern beeinflussen die Stimmung und können damit die Spielfrequenz erhöhen.
12. Art des Zahlungsmittels	Jetons, Chips oder das Zahlen mit Kreditkarte können die Einschätzung über den tatsächlichen Wert des Einsatzes vermindern und zu einer grösseren Risikobereitschaft beim Setzen der Einsätze führen.

Quelle: Aufsätze, Mess- und Bewertungsinstrumente zur Feststellung des Gefährdungspotentials von Glücksspielprodukten, Februar 2008, ZfWG, Zeitschrift für Wett- und Glücksspielrecht, Köln

In den nun folgenden Ausführungen zu einzelnen Glücksspielen werden Sie immer wieder auf diese Kriterien stossen. Verschiedentlich gebe ich auch Hinweise zu den psychologischen Einflüssen des Glücksspiels auf den Menschen.

In welcher Form und Ausprägung diese Einflüsse zu einer Suchtentwicklung führen können, werde ich ausführlich im dritten Teil des Buches behandeln.

Des Weiteren mache ich an dieser Stelle darauf aufmerksam, dass sich meine Ausführungen, solange nichts anderes erwähnt ist, ausschliesslich auf Glücksspiele im *realen Bereich* beziehen. Bezüglich der Glücksspiele im Internet werde ich auf einige spezielle Themen in einem separaten Abschnitt eingehen. Ergänzen werde ich die Darstellungen mit statistischem Zahlenmaterial und Tabellen.

Lotto, Toto und Wetten

Lotto-, Toto- und Wettspiele sind die am häufigsten gespielten Glücksspiele überhaupt. Das populärste dabei ist das *Zahlenlotto.* So nehmen z.B. in der Schweiz laut einer Bevölkerungsbefragung des Bundesamtes für Justiz aus dem Jahre 2002 56 % der Schweizer Bevölkerung über 18 Jahren regelmässig an inländischen Lotterien teil. 7 % der Schweizer Bevölkerung nutzen ausländische Lotterien. Lotterien können an jedem beliebigen Kiosk und anderen Verkaufsstellen in der Schweiz gespielt werden. Die Ziehung der Zahlen erfolgt oft in den öffentlichen Fernsehprogrammen und die Resultate werden in verschiedenen Medien bekanntgegeben. Bereits mit einem kleinen Einsatz können bei richtigem Tippen Gewinne in Millionenhöhe erzielt werden.

Ähnlich beliebt wie das Zahlenlotto sind die weitverbreiteten Wett- und Tippspiele wie z.B. *Fussballtoto* oder *Pferdewetten.* Viele dieser Spiele können ebenfalls mit Kauf eines Lottoscheines am Kiosk oder vor Ort, etwa bei Pferderennen, gespielt werden. In vielen Ländern bestehen hierfür spezielle Wettbüros, in denen die unterschiedlichsten Wetten angeboten und im Rahmen der bereits beschriebenen, in der Schweiz verbotenen Buchmacherwette durchgeführt werden.

Weiter gibt es die beliebten *Rubbelspiele*. Bei diesen Spielen kann es sich einerseits um Zahlenlotto oder um Wettbewerbe herkömmlicher Art handeln. Mittels Rubbeln von mehreren Feldern müssen Zahlen oder Symbole freigelegt werden. Stimmen diese dann mit den von der Lotteriegesellschaft oder Wettbewerbsbetreiber gezogenen Zahlen oder Symbolen überein, wird man zum Sieger und gewinnt Bargeld oder Preise in Form einer Reise, Naturalien und dergleichen.

Fazit: Lotto, Toto und Wetten

Lotto- und Wettspiele haben grundsätzlich ein geringes Suchtpotential. Durch die massive Zunahme der Angebote und die Tatsache, dass die verschiedenen Spiele eine immer schnellere Spielabfolge aufweisen, hat die Gefahr eines problematischen Umgangs jedoch zugenommen. Vor allem häufig spielende Personen können durch die fortwährende Beteiligung an unterschiedlichen Angeboten ihren Finanzhaushalt über Gebühr belasten und das Spielen kann zur Gewohnheit werden. Gemäss der BASS-Studie (Glücksspiel und Spielsucht in der Schweiz, 2004) würden für 13 % der Personen, welche in Beratung waren, Lotterien oder Rubbellose ein Problem darstellen.

Glücksspielautomaten

Glücksspielautomaten gehören zu den Geldspielautomaten. Hier wird zwischen Glücksspielen und Geschicklichkeitsspielen unterschieden. Die Beurteilung und Zulassung der Automaten obliegt in der Schweiz, wie bereits erwähnt, der Eidgenössischen Spielbankenkommission (ESBK). Glücksspielautomaten dürfen in der Schweiz nur in Spielbanken aufgestellt werden. In anderen europäischen Ländern wie z.B. in Deutschland stehen für die Automaten spezielle Spielhallen zur Verfügung. Der Spielausgang der Glücksspielautomaten ist im Gegensatz zu den Geschicklichkeitsspielen alleine durch den *Zufall* bestimmt. Glücksspielautomaten sind die meist gespielten Spiele im Spielbankenbereich.

Wie aus dem Namen Geldspielautomat hervorgeht, werden die Glücksspielautomaten durch den Einwurf von Geld in Betrieb gesetzt. Der Gewinn ist dann wiederum zumeist Bargeld. Dabei kann es sich bei einem Gewinn um einen Betrag von wenigen Franken bis hin zu Millionen von Franken handeln. Solche grossen Gewinne werden vor allem dann erzielt, wenn der *Jackpot* geknackt wird. Beim Jackpot der Schweizer Casinos (in den sogenannten A-Casinos) z.B. handelt es sich um ein Netzwerk von Glücksspielautomaten, welche untereinander vernetzt sind und bei denen sich die Gewinnsumme stets erhöht. Dabei wird die sich nach oben schraubende Summe publikumswirksam im Casinosaal mit grossen elektronischen Lettern angezeigt.

Der grosse Reiz der Glücksspielautomaten ist aber nicht vorwiegend die verlockende Gewinnsumme, sondern vor allem die hohe *Ereignisfrequenz* und die *häufige Gewinnausschüttung*. So beträgt die Spieldauer zwischen Spielbeginn und Spielausgang nur wenige Sekunden, was eine rasche Abfolge von Gewinn und Verlust zur Folge hat. Dieser Umstand erzeugt beim Spielenden ein hohes Mass an *Nervenkitzel* und kann eine *emotionale Bindung* an den Automaten bewirken. Diese Bindung kann zudem erstens dadurch verstärkt werden, dass die spielende Person nach einem erlittenen Verlust *sofort* die Möglichkeit hat, ihre enttäuschte Hoffnung auf einen Gewinn im nächsten Spiel zu kompensieren, und zweitens dadurch, dass sie durch die erwähnte Gewinnausschüttung angeregt wird weiterzuspielen. Die häufigen Gewinnausschüttungen können demzufolge als gewollter Motivationsschub zu sehen sein, der in der spielenden Person den Glauben weckt, auf der Gewinnerseite zu sein.

Ein weiterer bindender Faktor von Glücksspielautomaten sind die sogenannten *Fastgewinne*. Dabei handelt es sich um einen Spielausgang, der auf Grund der angezeigten Symbole und Zahlen nur knapp an einem

Gewinn vorbeigeht. Dieser Umstand kann der spielenden Person die Illusion verschaffen, durch Betätigung der Knöpfe den Automaten trotz des Zufallprinzips beeinflussen zu können, also den Glauben entstehen lassen, dass der Automat einer bestimmten Gesetzmässigkeit folgt und bei einem nächsten Durchgang Gewinn ausschüttet. Die heroisch klingenden elektronischen Fanfaren und das unüberhörbare Rasseln bei der Auszahlung tun ihr Übriges.

Als Letztes sei noch erwähnt, dass am Glücksspielautomaten bereits mit kleinen Beträgen gespielt werden kann, was die Spieldauer verlängert und den Automaten zusätzlich attraktiv macht.

Fazit: Glücksspielautomaten

Glücksspielautomaten haben auf Grund der beschriebenen Eigenschaften ein grosses Suchtpotential. Dies führt unter anderem dazu, dass vorhergehende Gewinne wieder verspielt oder selbst auferlegte Geldlimiten überschritten werden. Besonders problematisch wird das Spielverhalten, wenn die Person regelmässig über ihre wirtschaftlichen Möglichkeiten spielt, so dass das Haushaltsbudget empfindlich belastet wird. Auf diese Weise entstandene Fehlbeträge werden nicht selten mit wiederholtem Spiel auszugleichen versucht.

Die wirkungsvoll eingesetzten sensorischen Begleiterscheinungen, wie das Blinken von Lämpchen, das Einspielen elektronischer Melodien oder das Geldrasseln bei Gewinnen, können bei der spielenden Person eine Art Tunnelblick bewirken, so dass sie sehr schnell vieles um sich herum vergisst und der Glücksspielautomat ins Zentrum des Bewusstseins rückt.

Geldspielautomaten können bei einem missbräuchlichen oder süchtigen Spielverhalten zu erheblichen Verlusten und zu persönlichen und sozialen Folgeproblemen führen. Gemäss der BASS-Studie (Glücksspiel und Spielsucht in der Schweiz, 2004) gaben 81 % der Personen, welche in einer Suchtberatung anhängig waren, den Glücksspielautomaten als problemverursachend an.

Gespielt werden Glücksspielautomaten vorwiegend von Personen, welche gerne alleine spielen und ihre Ruhe haben wollen. Mehrheitlich sind dies Männer. Das Suchtpotential von Glücksspielautomaten muss als hoch eingestuft werden.

Black Jack

Ein anderes weitverbreitetes Glücksspiel in Spielcasinos ist *Black Jack*. Wie das Roulette zählt es zu den „Grands jeux". Es ist ein Kartenspiel, bei dem an Stelle von Bargeld mit Chips gespielt wird. Diese können an der Kasse des Casinos oder direkt am Spieltisch gekauft oder eingelöst werden. Gespielt wird gegen die Bank resp. den Dealer.

Ziel ist es, 21 Punkte zu erreichen. Zu diesem Zweck verteilt der Dealer an die spielenden Personen, einschliesslich sich selbst, Karten, welche einen bestimmten Punktwert aufweisen. Erreicht der Spieler oder der Dealer bei der Vergabe der ersten beiden Karten exakt 21 Punkte, gilt dies als Black Jack und die Person hat gewonnen. Beim fortlaufenden Spiel gewinnt jene Partei, welche am Ende mit der Punktezahl ihrer Karten am nächsten bei 21 Punkten liegt. Überschreiten die Spielerin oder der Dealer mit ihren Karten die 21 Punkte, haben sie verloren. Gewinnt ein Spieler, erhält er eine Auszahlung in Höhe seines Einsatzes. Bei einem Black Jack ist der Gewinn das 1,5fache des Einsatzes.

Gewinnt der Dealer, wird der ganze Einsatz der Spielerin eingezogen. Kommt es zu einem Gleichstand, können die Chips liegengelassen, zurückgenommen oder verändert werden. Laut G. Meyer und M. Bachmann (Spielsucht: Ursachen und Therapie) führt ein optimales Spielverhalten nach der sogenannten Basisstrategie auf Dauer zu einem Verlust von 0,7 % der Einsätze. Ansonsten schwanken die Verlustquoten zwischen 2 und 15 %.

Fazit: Black Jack

Black Jack hat einen starken spielerischen Reiz, da immer wieder neue Kartenkombinationen in relativ schneller Abfolge entstehen und permanent neue Entscheidungen getroffen werden können. Dieser Ablauf vermittelt den Eindruck, mit geschickten Entscheidungen das Spiel beeinflussen zu können.

Black Jack spricht vor allem Personen an, die gerne einem direkten Gegner gegenüberstehen. Das Suchtpotential ist als erhöht einzustufen. Vor allem wenn über eine lange Spieldauer mit hohen Einsätzen gespielt und vermehrt dem Gewinn hinterhergejagt wird.

Roulette

Ein anderes sehr beliebtes Glücksspiel ist das *Roulette*. Es wird ebenfalls in Spielcasinos gespielt und gehört zu den traditionellen Glücksspielen.

Als Spieleinsatz werden Jetons unterschiedlichen Wertes verwendet. Diese können in variabler Höhe innerhalb eines Musters von Zahlen und Symbolen auf einzelne Zahlen und Zahlenkombinationen, auf die Eigenschaften Rot oder Schwarz und auf gerade oder ungerade Zahlen gesetzt werden. Ziel ist es, auf die „richtige" Zahl oder eine Spielvariante zu setzen, welche die „richtige" Zahl beinhaltet.

Die gewinnbringende Zahl wird durch den Croupier ermittelt. Dieser wirft eine weisse Elfenbeinkugel in Gegenrichtung in den rotierenden Roulettekessel, auf dessen Boden in Kerben rote und schwarze Zahlen zwischen null und 36 aufgezeichnet sind. Sobald die Kugel in einer Kerbe liegen bleibt, ist die gewinnbringende Zahl ermittelt. Diese wird sogleich allen am Tisch spielenden Personen bekanntgegeben. Gleichzeitig werden die Gewinne mittels Jetons ausbezahlt und die Verliererjetons eingezogen.

Die Gewinnmöglichkeiten beim Roulette reichen vom einfachen bis zum 35fachen des Einsatzes, so z.B. wenn direkt auf die gewinnbringende Zahl gesetzt wurde. Daraus ergibt sich laut Statistik beim alleinigen Setzen auf Zahlen ein Verlust von 1/37 resp. von 2,7 % des Einsatzes und beim Spiel auf einfache Chancen ein solcher von 1,4 % des Einsatzes. Doch aufgepasst, trotz dieser Statistik ist ein Totalverlust jederzeit möglich, zumal sich die Statistik auf den durchschnittlichen Verlust in einem Spiel bezieht. Nach 37 Spielen hat der Spieler oder die Spielerin den ganzen Einsatz eingebüsst (G. Meyer u. M. Bachmann, 2000; Krämer, 1998).

Doch wie sehen die Gewinnchancen beim Spiel mit einem Spielsystem aus? Lässt sich damit die Statistik verbessern oder die Spielanlage des Roulettespiels gar übertölpeln? Auch Albert Einstein hat sich ein Jahr lang mit diesen Fragen beschäftigt. Sein Ergebnis war ernüchternd. Es gebe nur zwei Möglichkeiten, beim Roulettespiel zu gewinnen: Die eine wäre, Jetons zu stehlen, die andere, (Spiel-)Systeme zu verkaufen (G. Meyer u. M. Bachmann, 2000; Jandek, 1986, S. 9).

Fazit: Roulette

Weil „gegen die Bank" gespielt wird und mehrere Personen gleichzeitig spielen, ist Roulette ein beliebtes Glücksspiel. Viele Leute schätzen das spezielle Ambiente rund um den Spieltisch. Dabei geht es auch in gewisser Weise um Sehen und Gesehenwerden. Zudem spricht Roulette Personen an, die sich gerne viele Gedanken zum Spielvorgang machen und mit Vorliebe an Strategien tüfteln. Die Möglichkeit des Setzens auf *eine* gewinnbringende Zahl fördert den Reiz zum Risiko. Es kann dabei zu einer Alles-oder-nichts-Haltung kommen, was zu grossen Verlusten führen kann. Roulette hat ein erhöhtes Suchtpotential.

Poker

Poker ist ein Kartenspiel unter mehreren Personen, welches in verschiedenen Varianten gespielt wird. Bei allen Varianten geht es neben Taktik, Merkfähigkeit und dem bekannten Bluffen darum, eine bestmögliche Kombination von fünf Karten zusammenzustellen (Fachausdruck: Hand). Gespielt wird mit Geld oder Chips, wobei innerhalb einer bestimmten Setzstruktur auf die Gewinnchancen der eigenen Hand gesetzt wird.

Sieger eines Spieldurchganges ist die Person mit der nach einer vorgegebenen Wertungsstruktur besten Hand. Sie erhält den gesamten Einsatz (Pot) der jeweiligen Runde. In vielen Fällen kann es jedoch vorkommen, dass Spieler mit der besten Hand auf Grund einer beeindruckenden Taktik des Gegners bereits vor dem Spielende aussteigen und somit ein Spieler mit einer schlechteren Hand gewinnt.

Poker kann innerhalb sogenannter *Cash-Games* oder *Pokerturniere* gespielt werden. Cash-Games sind voneinander unabhängige Einzelspiele, bei denen ein Spieler jederzeit ein- oder aussteigen kann und bei denen mit Geld, Chips oder anderen Wertgegenständen gespielt wird. Wird mit Chips gespielt, entspricht jeder Chip einem bestimmten Geldwert, so dass die Chips nach Beendigung des Spiels in entsprechendes Geld umgetauscht werden.

Bei Pokerturnieren wird oft, wie z.B. an den World Series of Poker, nach der Texas-Hold'em-Variante gespielt. Die Durchführung erfolgt zumeist nach dem *Freeze-Out-System*, einem eigentlichen K.o.-System, bei dem unter anderem der Spieleinkauf (Buy-In) resp. die Summe der erhaltenen Chips sowie die Höhe und die Erhöhungen (Blinds) während des Spielverlaufs geregelt sind. Bei den Blinds handelt es sich um festgesetzte Erst- und Zweiteinsätze (Small Blinds und Big Blinds), welche in einer festgelegten Reihenfolge bei Beginn einer jeden Spielrunde von den Spielern bezahlt werden müssen. Durch die periodische Erhöhung der Blinds wird das Mitspielen immer teurer, so dass die Teilnehmer allmählich einer nach dem andern ausscheiden. Ein Wiedereinkauf (Rebuy) nach Verlust der Chips ist wiederum nur durch eine bestimmte Regelung möglich. Sieger eines Turniers ist, wer zuletzt das ganze Spielkapital gewonnen hat. Die weitere Rangliste ergibt sich aus der Reihenfolge des Ausscheidens.

Die Gewinnausschüttung erfolgt nach einem bestimmten Schlüssel, der sich z.B. auf den Betrag des Gesamteinkaufs aller Turnierteilnehmenden bezieht und nicht wie bei den Cash-Games auf den Wert der Chips. Die Rekordgewinnsumme solcher Turniere bewegt sich zurzeit (Stand 2009) bei 12 Millionen Dollar, erzielt von Jamie Gold an den World Series of Poker im Jahre 2006 in Las Vegas. In der Schweiz können in Casinos bis zu 40000 Franken pro Turnier gewonnen werden. Mit einem täglichen Angebot von Turnieren kann die gesamte Gewinnausschüttung pro Woche bis zu 300000 Franken betragen: die beste Voraussetzung für Pokerfreunde, ihrer Spielleidenschaft zu frönen.

Fazit: Poker

Poker ist ein vielfältiges und abwechslungsreiches Spiel, in dem das Zusammenspiel von Glück und Geschicklichkeit viel Handlungsspielraum zulässt. So kann z.B. ein Spieler jederzeit entscheiden, mit welchen Karten er wie viel Risiko eingehen und in welcher Höhe er setzen will. Oder er kann bei bestimmten Formen des Pokers, wie z.B. bei der Texas-Hold'em-Variante, mit der nötigen Aufmerksamkeit und Konzentration abschätzen, wann welche Karten gespielt wurden und dementsprechend seine Spieltaktik ausrichten. Nicht selten wird dabei mit der psychologischen Raffinesse des bereits erwähnten *Bluffens,* mit Mimik oder durch geschicktes Setzen der Einsätze dem Gegner eine gute Hand vorgegaukelt oder so getan, als hätte man schlechte Karten.

Diese spielerischen und psychologischen Elemente machen das Pokerspiel – neben dem geselligen Charakter, da miteinander und gegeneinander gespielt wird – für viele Menschen attraktiv. Die zahlreichen Angebote von Pokerkursen, die dem Normalbürger ermöglichen, die

Feinheiten des Spiels zu erlernen, und das gezielte Betonen des angeblich sportlichen Charakters, z.B. im Deutschen Privatfernsehen, tun ihr Übriges. Dies gilt auch für die Berichte von Profispielern, sie würden durch Fitnesstraining, Konzentrationsübungen oder die akribische Analyse des eigenen Spiels ihre Spielfähigkeit fortwährend trainieren.

Das Pokerspiel spricht vor allem Männer und männliche Jugendliche an. Nicht selten sind bereits 12-Jährige beim Pokern am Familientisch oder im Freundeskreis anzutreffen.

Wie andere Spiele auch besitzt Poker ein Suchtpotential. Dieses mag zwar neben anderem durch seine langsamere Spieldynamik, vor allem bei Turnieren, geringer ausfallen als z.B. beim Automatenspiel, Roulette oder Black Jack. Doch gerade die spielerischen Möglichkeiten des Pokerspiels können für manche Menschen eine starke Bindung ans Spiel verursachen, so dass sie sich immer häufiger zum Spiel hingezogen fühlen. Kommen dann andere suchtentwickelnde Faktoren hinzu, wie verstärkte Risikobereitschaft, gedankliche Fixierung auf das Spiel (auch ausserhalb des Spielkontextes) oder die Jagd nach dem Gewinn, kann Poker zur Sucht und damit zu sozialen und persönlichen Problemen führen.

Als besondere Gefahrensituation muss an dieser Stelle das Spielen im Onlinebereich erwähnt werden, da dort im Gegensatz zum Spielcasino mit seinem Sozialkonzept jegliche soziale Kontrolle verloren geht und die Spielhäufigkeit, die Einsätze und die Risikobereitschaft wie durch einen Sog unmerklich zunehmen können.

Grundsätzlich kann aus präventiver Sicht gesagt werden, dass Pokerturniere mit ihrer regulierten Spielanlage und dem vorgegebenen Spieleinsatz eher schadensmindernd wirken können, vergleicht man sie etwa mit der offenen Spielanlage von Cash-Games.

Glücksspiele im Internet

In diesem Abschnitt will ich auf ein paar Besonderheiten der Glücksspielangebote im Internet eingehen. Ich verzichte jedoch darauf, einzelne Online-Glücksspiele vorzustellen.

Das Angebot von Glücksspielen im Internet ist immens. Jeder Mann und jede Frau kann sich von zu Hause aus über seinen/ihren eigenen Computer an den gängigen Glücksspielen wie Roulette, Black Jack, Wetten, Lotto oder Poker beteiligen. Ein Internetanschluss, eine Kreditkarte und/oder ein entsprechendes Programm (Download möglich, wenn nötig) genügen und man ist dabei. Dabei stehen der spielenden Person drei Möglichkeiten von Angeboten zur Verfügung: das *livebasierte* Glücksspiel, das *webbasierte* Glücksspiel und das *downloadbasierte* Glücksspiel (vergl. www.careplay.ch, 2009).

Beim livebasierten Glücksspiel kann sich die spielende Person direkt in den Spielbetrieb eines niedergelassenen Casinos einlinken (interaktive Beteiligung), so dass sie z.B. beim Roulette den Croupier hört und den Spielhergang direkt miterlebt.

Beim webbasierten Glücksspiel kann der Spieler über eine Webseite direkt auf das Spiel zugreifen. Er muss dabei keine Software beziehen und auf dem eigenen Rechner installieren. Die Glücksspiele werden mittels Browser-Plugins dargestellt und die Spiele laufen auf einem Server des Anbieters.

Beim downloadbasierten Glücksspiel muss der Spieler die Software für das Spiel beim Anbieter herunterladen und auf seinem Rechner installieren. Downloadbasierte Glücksspiele sind in der Regel schneller als die webbasierten Spiele, da die Grafiken und der Sound integriert sind und nicht während des Spiels heruntergeladen werden müssen.

Vergleichen wir die web- und downloadbasierten mit den livebasierten Glücksspielen, lässt sich feststellen, dass es sich bei den ersten beiden um komplexe *Spielprogramme* mit einem Zufallsgenerator handelt. Beim livebasierten Glücksspiel existieren solche Spielprogramme nicht, da sich der Online-Vorgang allein auf die Übertragung und das „Einloggen“ in die Spielvorgänge eines niedergelassenen Casinos bezieht. Das Zufallsprinzip gilt selbstverständlich auch bei diesen Angeboten.

Rahmenbedingungen der Internetglücksspiele

Internetcasinos und Onlinepoker sowie Onlinelotterien und -wetten werden von Anbietern aus der ganzen Welt präsentiert. Die gesetzlichen Regelungen wie die Kontrolle und Regulierung der Spiele sind jedoch in jedem Land anders. So können z.B. in Österreich sowohl Lotterien und Wetten als auch Glücksspiele aus dem Spielbankenbereich angeboten, aber nur von Personen mit Wohnsitz in Österreich benutzt werden. Dem gegenüber existiert ein wenig regulierter Markt von Anbietern, z.B. aus der Karibik, bei dem weder Zulassungskriterien noch die Kontrolle der Spiele, noch deren Hard- und Software vorhanden sind oder sich allenfalls auf ein Minimum beschränken (vergl. Bericht der Eidgenössischen Spielbankenkommission, „Überprüfung der Lockerung des Verbots der telekommunikationsgestützten Durchführung von Glücksspielen“, 2009). Oft ist bei diesen Angeboten auch unklar, wie seriös die Anbieter selbst sind, so dass ein gewisses Risiko bei der Übertragung persönlicher Daten besteht und es zu Datenmissbrauch oder willkürlichen Forderungen kommen kann.

Ein Klient aus meiner Beratertätigkeit erzählte diesbezüglich, dass er eines Tages von einem internetbasierten Anbieter von Pokerspielen ein Mail erhalten habe. Darin sei er wegen angeblicher Spielschulden aufgefordert worden, rund 20000 Dollar auf ein bestimmtes Bankkonto zu überweisen. Dabei habe er weder eine Aufstellung seiner angeblichen Spielschulden erhalten noch sei eine Anschrift des Anbieters auf dem Mail aufgeführt gewesen. Der Klient beteuerte, weder um einen solchen Betrag gespielt noch frühere Spielschulden nicht bezahlt zu haben.

Nachdem der Klient auf das erste Mail nicht reagiert hatte, wurden ihm bei Nichtzahlung rechtliche Schritte angedroht. Trotz der Angst vor rechtlichen Konsequenzen hat der Klient abermals nicht reagiert und auch nichts bezahlt. Diese Haltung hat sich wenig später als richtig herausgestellt: Nach mehreren „Mailmahnungen“ liess der Anbieter von seiner Forderung ab.

Fazit: Glücksspiele im Internet

In der Schweiz wurde im Jahre 2007 erstmals eine Befragung zur Nutzung der Glücksspielangebote im Internet durchgeführt (vergl. Eidgenössische Spielbankenkommission, „Glücksspiel: Verhalten und Problematik in der Schweiz“, 2007). 3,4 % der Befragten geben an, sich an Internetglücksspielen zu beteiligen. Dies entspricht in der Schweiz einem Bevölkerungsanteil von über 250000 Personen.

Diese Zahl ist verglichen mit der Beteiligung im realen Bereich noch recht gering. Trotzdem stellt sich die Frage, wieweit Internetglücksspiele in Zukunft vermehrt zu persönlichen und gesellschaftlichen Folgeproblemen führen können.

Fachleute weisen darauf hin, dass virtuelle Glücksspiele ein erhebliches Abhängigkeitspotential haben und schnell zu problematischem oder gar süchtigem Spielverhalten führen können (vergl. Eidgenössische Spielbankenkommission, „Überprüfung der Lockerung des Verbots der telekommunikationsgestützten Durchführung von Glücksspielen“, 31. März 2009). Diese Einschätzung ist, wie ich meine, nicht von der Hand zu weisen.

Wie wir aus Erfahrung wissen, haben die Zugänglichkeit, die bereits beschriebene hohe Spielfrequenz und die häufigen Gewinnausschüttungen erheblichen Einfluss bei der Entstehung einer Glücksspielsucht – Faktoren also, welche beim virtuellen Glücksspiel mehrheitlich zutreffen. So können virtuelle Glücksspiele rund um die Uhr gespielt werden und viele Angebote (vor allem im Wettbereich) verfügen über die unterschiedlichsten Einsatzmöglichkeiten und eine sehr hohe Ereignisfrequenz.

Bei Internet-Pferdewetten z.B. kann mit sehr geringen, aber auch Einsätzen in Höhe von mehreren hundert Franken oder Dollars gespielt werden. Bei Fussballspielen kann darauf gewettet werden, wer den nächsten Elfmeter schiessen, das nächste Tor erzielen oder die nächste gelbe Karte erhalten wird. Solch vielfältige Spielmöglichkeiten fördern das *Wettfieber* und die Erwartung wird gesteigert, einen Verlust mit einem Schlag wieder gutzumachen. Dies kann dazu führen, dass sowohl Einsatzhöhe als auch Spieldauer über die Massen gesteigert und der Nervenkitzel hochgehalten wird.

Wie bereits erwähnt, kommt hinzu, dass bei virtuellen Glücksspielen die soziale Kontrolle, wie sie z.B. in einem Spielcasino oder in beschränktem Masse an einem Kiosk existieren, weitestgehend ausgeschaltet ist; eine Tatsache, die nicht ausser Acht gelassen werden sollte. Wieweit die geschilderten Befürchtungen zukünftig auch wirklich zutreffen, kann zum gegebenen Zeitpunkt noch nicht abschliessend beantwortet werden. Dies wird uns die Zukunft zeigen.

Zusammenfassung: Glücksspiele und ihre Attraktivität

Glücksspiele, vor allem Lotterien und Wetten, hatten und haben nach wie vor eine sehr grosse Anziehungskraft auf die Menschen. Dementsprechend gross und vielfältig ist die Palette der Spielangebote. Hervorzuheben ist, dass sich der Markt in den letzten Jahren, nicht zuletzt wegen des Internets, stark verändert hat. Die Spieldynamik ist schneller und die Anreize sind grösser geworden – und damit auch das Suchtrisiko.

Eine jüngere Untersuchung der Eidgenössischen Spielbankenkommission aus dem Jahre 2009 („Glücksspiel: Verhalten und Problematik in der Schweiz“) zeigt zwar, dass der problematische oder pathologische Umgang mit den Glücksspielen ein relativ stabiles Phänomen darstellt, jedoch für einen kleinen Teil der Gesamtbevölkerung eine *grosse Belastung* ist.

So wird davon ausgegangen, dass je nach Land und Schätzungsmethode für 1 % bis 3 % der erwachsenen Bevölkerung Glücksspiele zu Problemen führen, in vielen Fällen gar zu pathologischem resp. süchtigem Spielverhalten (0,5 % bis 1,8 % der erwachsenen Bevölkerung). Gemäss dem Bericht wird von rund 120600 Personen in der Schweiz mit einem möglichen problematischen oder pathologischen Spielverhalten ausgegangen.

Diese Zahlen mögen auf den ersten Blick gering erscheinen. Trotzdem bin ich der Meinung, dass es – angesichts der gravierenden Folgeprobleme für Betroffene und Personen aus deren sozialem Umfeld – auch in Zukunft wichtig ist, Prävention zu betreiben und adäquate Beratungs- und Therapiemöglichkeiten anzubieten.

Tabellen

Zu Ihrer Übersicht finden Sie abschliessend zwei Tabellen, bezogen auf die Schweiz. Die eine listet problemverursachende Glücksspiele auf, die andere die Nutzung der einzelnen Glücksspiele und die Anzahl praktizierender Personen.

Tabelle: Problemverursachende Glücksspiele
Die untenstehenden Zahlen stammen aus der BASS-Studie 2004 (Glücksspiel und Spielsucht in der Schweiz). Sie beziehen sich auf eine Befragung von Fachstellen der Suchtberatung resp. auf die Angaben der anhängigen Klientel bezüglich ihrer Nutzung der Glücksspiele.

Problemverursachende Glücksspiele	
Glücksspielautomaten (Slot etc.)	81 %
Spieltische (Roulette, Black Jack)	23 %
Lotterien, Wetten (ohne elektronische Lotterien)	13 %
Andere (private Kartenspiele, Internet)	13 %
Elektronische Lotterien (Tactilo)	12 %

Tabelle: Zuordnung der Glücksspiel praktizierenden Personen und Nutzung der Glücksspiele

Die untenstehende Tabelle zeigt die Art und Weise des Spielverhaltens der Bevölkerung. Die Zahlen beziehen sich auf die Schweiz. Bei den Punktezahlen unter „Skala“ handelt es sich um Angaben zur Kategorisierung von Glücksspiel nutzenden Personen, welche sich an einem spezifischen diagnostischen und statistischen Manual der Amerikanischen Assoziation der Psychiater (DSM-IV; APA, 1994) orientiert. Quelle: Eidgenössische Spielbankenkommission, „Glücksspiel: Verhalten und Problematik in der Schweiz“, 2009 (Zusammenfassung)

Zuordnung der Glücksspiel praktizierenden Personen und Nutzung der Glücksspiele 2007 (N=14393)				
Kategorie	**Skala**	Anzahl Befragte	% der Befragten	Hochrechnung Schweiz
Kein Glücksspiel	0 Punkte (nie im Leben gespielt)	5679	39,5	2401200
Risikoarmes Glücksspiel	0 Punkte (min. einmal im Leben gespielt)	8436	58,5	3664900
Problematisches Glücksspiel	1 Punkt	210	1,5	85700
Pathologisches Glücksspiel	2 bis 7 Punkte	69	0,5	34900
Exzessives Glücksspiel (problematisch und pathologisch)	1 bis 7 Punkte	279	2,0	120600

Leider hat die Untersuchung auch gezeigt, dass Personen mit einem problematischen oder süchtigen Spielverhalten nur selten die bestehenden Hilfsangebote nutzen. Die Gründe dafür mögen vielschichtig sein. Einer davon kann in grossen Scham- und Schuldgefühlen bestehen, welche die Betroffenen daran hindern, Beratungsstellen aufzusuchen oder fachärztliche Hilfe in Anspruch zu nehmen. Ein anderer könnte sein, dass die Hilfsangebote noch zu wenig bekannt sind. Diesbezüglich wären die Fachstellen aufgefordert, ihre Angebote besser bekannt zu machen.

3. Teil

Wenn das Glücksspiel zum Problem wird

„Weil ich zu Beginn gewonnen habe, bin ich süchtig geworden."
Glücksspieler

Dass Glücksspiele süchtig machen können, ist bekannt. Doch wieso ist dem so? Was sind die Faktoren, die zu einem problematischen Umgang mit dem Glücksspiel führen können?

In diesem Teil des Buches beschreibe ich, wie es zu einer Glücksspielsucht kommen kann und wie sie aufrechterhalten wird. Wir befassen uns dabei mit sozialen und persönlichen Umständen, den Eigenschaften des Glücksspiels und deren suchtverursachender Wirkung auf den Menschen sowie mit den Folgeproblemen und deren Auswirkungen auf die spielende Person und das soziale Umfeld.

Im Mittelpunkt der Beschreibungen steht immer wieder die Beziehung der betroffenen Person zum Glücksspiel und ihrem näheren sozialen Umfeld.

Ausgangspunkt meiner Ausführungen sind meine Erfahrungen aus der Beraterpraxis und Berichte glücksspielsüchtiger und ehemals glücksspielsüchtiger Personen. Diese Berichte habe ich zum Schutz der Betroffenen anonymisiert und teilweise abgeändert. Sinn und Inhalt entsprechen aber Tatsachen. Angereichert werden diese Erfahrungen mit aussagekräftigen Erläuterungen und Modellen aus der Fachwelt.

Ich bin mir bewusst, dass ich bei meinen Ausführungen oft nur einen Teilaspekt der ganzen Problematik beleuchte, da sich in der Realität vieles oft komplexer darstellt. Weiter ist zu beachten, dass viele der erwähnten „typischen Merkmale" einer Glücksspielsucht zwar von zahlreichen betroffenen Personen ähnlich erlebt und geschildert werden, dass aber trotzdem hinter jeder Glücksspielsucht ein Mensch mit einem individuellen Schicksal steht: also eine Person, die ihre eigene Geschichte und eigenen Erfahrungen mit „ihrer" Glücksspielsucht hat. Diese Geschichte kann sich in vielem von den „typischen" Merkmalen, wie ich sie hier beschreibe, unterscheiden.

Zur Erläuterung der Thematik befasse ich mich mit folgenden Fragestellungen:

- Wie entsteht eine Glücksspielsucht?
- Welche Faktoren beeinflussen eine Suchtentwicklung?
- Was sind die Unterschiede zwischen süchtigem und nichtsüchtigem Verhalten?
- Woran erkennt man eine Glücksspielsucht?
- Welche Rolle spielen die Folgeprobleme bei der Aufrechterhaltung der Glücksspielsucht?

Wie entsteht eine Glücksspielsucht?

Glücksspielsucht ist weder angeboren noch entsteht sie von heute auf morgen. Vielmehr hängt sie von unterschiedlichen Faktoren und deren Zusammenspiel ab. Diesbezüglich ist aus Untersuchungen bekannt, dass psychologische, soziale, neurobiologische, möglicherweise genetische Einflüsse und das Glücksspiel selbst resp. seine auf den Menschen einwirkenden Eigenschaften eine Rolle spielen (vergl. S. M. Grüsser u. U. Albrecht, Rien ne va plus – wenn Glücksspiele Leiden schaffen, 2007; F. Müller-Spahn u. J. Margraf, Wenn Spielen pathologisch wird, 2003).

In diesem Zusammenhang ist anzumerken, dass eine Anfälligkeit zur Glücksspielsucht, trotz dieses Wissens, grundsätzlich nicht voraussehbar ist.

Weiter ist aus Untersuchungen bekannt, dass eine Suchtentwicklung über einen längeren Zeitraum dauern kann. Dieser teilt sich in zwei Abschnitte auf. In einer ersten Phase dominiert das gelegentliche Spielen.

Diese Phase dauert durchschnittlich 2,5 Jahre. Danach folgt das häufige und intensive Spielen, welches im Mittel ca. 5,5 Jahre dauert.

Ähnlich langwierig ist die Entwicklung eines Problembewusstseins. Auch diese vollzieht sich oft nur langsam.

Die meisten Spieler oder ihre Bezugspersonen erleben das Glücksspiel erst nach ca. 3,5 Jahren zum ersten Mal als Problem. Bis das Problem jedoch akzeptiert wird und sich ein ehrliches Bedürfnis nach Hilfe einstellt, vergehen oft weitere Jahre (G. Meyer u. M. Bachmann, Spielsucht, Ursachen und Therapie, 2000, S. 40).

Betrachten wir diese Zeitspanne, stellt sich unweigerlich die Frage, wie es dazu kommt, dass es mehr als 5,5 Jahre dauern kann, bis eine Person sich eingesteht, dass sie glücksspielsüchtig ist. Wäre es möglich, dass diese Einsicht bereits früher eintritt?

Eine erste Antwort zu diesen Fragen kann in der Spieldynamik gefunden werden. Aus der Praxis ist bekannt, dass das Ausmass des Spielens Schwankungen unterworfen ist. Es existieren Phasen, in denen viel und oft, dann wieder andere, in denen wenig oder gar nicht gespielt wird. Als Folge sind auch die daraus entstehenden Probleme nicht immer gleich gross, zumal auch immer wieder Gewinne zu verzeichnen sind. Diese Dynamik führt mit dazu, dass viele Personen eine Suchtentwicklung kaum wahrnehmen und berichten, „hineingerutscht" zu sein.

Eine zweite Antwort finden wir in der Fachliteratur. Dort werden unter anderem drei Stadien einer Suchtentwicklung beschrieben: das *Anfangsstadium*, das *Gewöhnungsstadium* und das *Suchtstadium*. Diesen Stadien werden wiederum bestimmte Spielertypen zugeordnet: der *Erst- und Unterhaltungsspieler*, der *Missbrauchspieler* und der *exzessive und Verzweiflungsspieler*. In der nachfolgenden Tabelle finden wir eine Zusammenstellung dieser Einteilung.

Stadien der Entwicklung einer Glücksspielsucht		
Stadium	**Spielertyp**	**Spielverhalten/ Folgeprobleme**
Anfangsstadium	Erstspieler Unterhaltungsspieler	Gelegentliches Spielen, kontrollierter Umgang, ohne Folgeprobleme
Gewöhnungsstadium	Missbrauchspieler	Regelmässiges und häufiges Spielen, problematisches Spielen, erste Folgeprobleme
Suchtstadium	Exzessiver Spieler Verzweiflungsspieler	Unkontrolliertes Spielen, soziale und persönliche Folgeprobleme, pathologisches Spielverhalten, Jagd nach dem Gewinn

Betrachten wir die Tabelle, stellen wir fest, dass diese Kategorisierung uns einen guten Überblick über die verschiedenen Stadien einer Suchtentwicklung gibt, aber weder einen differenzierten Einblick in das Spielverhalten während der einzelnen Stadien gibt noch mögliche Hintergründe einer Suchtentwicklung vermittelt. Wollen wir jedoch die Entstehung einer Glücksspielsucht verstehen, ist es unabdingbar, diese Bezüge und Sachverhalte zu kennen.

In der Folge werde ich die spezifischen Eigenschaften der einzelnen Stadien detailliert beschreiben und aufzeigen, welche persönlichen und sozialen Faktoren und welche besonderen Eigenschaften des Glücksspiels dabei eine Rolle spielen.

Zur Bearbeitung der Thematik erlaube ich mir einen besonderen Einstieg: Ich werde Sie zur Einstimmung auf das jeweilige Stadium wiederholt einladen, sich in die Rolle einer spielenden Person zu versetzen. So können wir uns auf eine lebendige Weise den spezifischen Themen der einzelnen Stadien annähern. Gleichzeitig dient die Einleitung als fiktives Beispiel einer spielenden Person und somit auch als Ausgangslage meiner jeweiligen Analysen und Kommentare.

Jedes Stadium werde ich zudem mit einer entsprechenden Tabelle ergänzen. Es ist dabei anzumerken, dass in der Praxis die Übergänge zwischen den einzelnen Stadien fliessend verlaufen. Diesen Umstand gilt es zu berücksichtigen.

Positives Anfangsstadium – Unterhaltungs- und Gelegenheitsspieler

Stichworte: Am Anfang war es Vergnügen, Abwechslung vom Alltag und die angenehme Erfahrung, mit wenig Aufwand Geld zu erlangen.

Stellen Sie sich vor, Sie befinden sich in einem Spielcasino. Soeben haben Sie Ihre Identitätskarte oder ihren Reisepass bei der charmanten Empfangsdame vorgewiesen und treten nun in den Spielsaal ein. Die Geräusche der Geldspielautomaten durchdringen den Saal. Gedämpftes Licht beleuchtet das Szenarium. Die Lichtquellen sind nach oben gerichtet. Sie werden weder geblendet noch stehen Sie im Scheinwerferlicht. Sie beobachten Menschen vor den Geldspielautomaten. Die einen starren völlig versunken alleine in den Automaten, andere flachsen und lachen zusammen, während sie munter ihre Münzen einwerfen. In der Front des Saales mit den Geldspielautomaten sehen Sie die Anzeige des Swiss Jackpots. „SFr. 473'244" steht in grossen Lettern auf der Anzeige. Der Wert steigt ständig, so dass sich die Gewinnmöglichkeit permanent erhöht. Sie schlendern weiter durch den Saal und werfen Ihren Blick auf eine Bar an der Seite des Saales, wo ein paar Leute auf ihren Barhockern sitzen und etwas trinken: Sekt, Kaffee oder auch ein Bier. In der linken Hälfte des Saals entdecken Sie die Roulettetische. Es sind etwa fünf oder sechs. Einige sind nicht in Betrieb, doch an anderen Tischen wird gespielt. Der Croupier wirft entgegen dem Uhrzeigersinn die Elfenbeinkugel in den Kessel. Die Spielerinnen und Spieler beobachten gespannt ihren Lauf. Sie sehen, wie die Kugel zu hüpfen beginnt und plötzlich in der Kerbe einer Zahl liegen bleibt. Die Zahl können Sie nicht erkennen, da Sie zu weit vom Tisch entfernt stehen. Sie erkennen aber, dass eine ältere Dame gewonnen hat. Sie freut sich. Ein Strahlen huscht über ihr Gesicht. Langsam steigt in Ihnen das Verlangen auf, selbst zu spielen. Sie gehen zu den Geldspielautomaten und suchen sich einen freien Automaten aus. Das nötige Kleingeld haben Sie sich bereits beim Eintreten an der Kasse besorgt. Fünfzig Franken haben Sie gewechselt, welche nun in einem Plastikbecher liegen. Sie spielen mit Einfrankenmünzen. Sie setzen sich auf den Stuhl vor dem Geldspielautomaten. Wie bei Geldspielautomaten üblich, geht es darum, die richtige Anordnung bestimmter Symbole zu erreichen. Sie werfen die erste Münze ein und warten gespannt, was nun geschieht. Was wird der Automat anzeigen? Werden Sie bereits zu Beginn des Spiels Glück haben? Werden Sie im richtigen Moment den Automaten betätigen? In wenigen Augenblicken erfahren Sie Ihr Resultat. Haben Sie gewonnen oder verloren? Ein kurzer Nervenkitzel durchflutet Ihren Körper.

Analyse

Betrachten wir bei obigem Beispiel die Spielgewohnheit und die Vorbereitungen zum Spielen, dann sehen wir zwei wesentliche Punkte, die uns Aufschluss über die Art der Spielerpersönlichkeit geben. Erstens stellen wir fest, dass sich die Person bis zum Zeitpunkt des Spielbeginns einige Zeit nahm, und zweitens, dass sie nur für fünfzig Franken Kleingeld wechselte. Beides sind Hinweise darauf, dass die Person für äussere Eindrücke offen war und sich nicht getrieben fühlte, sogleich mit dem Spielen zu beginnen. Ebenfalls zeigt uns das Beispiel, dass sich die Person von Anfang an für das Spiel am Geldspielautomaten entschieden hat.

Diese Feststellungen deuten darauf hin, dass es sich bei obiger Person um einen Unterhaltungs- und Gelegenheitsspieler handelt, obwohl die Vorliebe für den Geldspielautomaten auf eine gewisse Gewöhnung schliessen lassen könnte.

Diese Einschätzung ist dadurch begründet, dass glücksspielsüchtige Menschen, im Gegensatz zu Unterhaltungs- und Gelegenheitsspielern, zumeist innerlich angetrieben so schnell wie möglich mit dem Spielen anfangen wollen, sich kaum um Geschehnisse um sie herum kümmern und auch mehr Spielgeld einwechseln. Demgegenüber bestimmen Unterhaltungs- und Gelegenheitsspieler oft vor dem Casinobesuch oder vor dem Ausfüllen eines Lottoscheines, mit wie viel Geld sie spielen wollen. Das „Spielbudget" ist meistens niedrig gehalten und den wirtschaftlichen Möglichkeiten angepasst. Auch spielen Unterhaltungs- und Gelegenheitsspieler oft nur an bestimmten Tagen oder füllen nur eine bestimmte Anzahl von Tippfeldern oder Lottozetteln aus. Dabei sind die Spiele, je nach Vorliebe, für die eine Person der Geldspielautomat, für die andere das Roulette. Bei Spielen ausserhalb eines Casinos können es neben dem Lotto oder den Wetten auch Glücksspiele im Internet sein.

Ein weiteres typisches Merkmal von Unterhaltungs- und Gelegenheitsspielern im Casinobereich ist, dass sie ein Casino oft in Begleitung von Bekannten oder Freunden besuchen. Sie wollen sich gemeinsam amüsieren und sich durch das Glücksspiel unterhalten lassen. Oder sie wollen sich vom stressigen Alltag ablenken oder die Langeweile hinter sich lassen. Für sie stehen der Genuss des besonderen *Ambientes* und der Wunsch nach *Abwechslung, Spannung und Spass* im Vordergrund.

Selbstverständlich spielt *der Anreiz von hohen Gewinnen* für Unterhaltungs- und Gelegenheitsspieler auch eine Rolle. So aktivieren sie beispielsweise die Hoffnung auf Erfüllung unerfüllter Wünsche und Träume. Nicht selten sind diese Wünsche dabei Bestandteil von Diskussionen mit anderen oder eines inneren Dialoges wie: „Wenn ich gewinnen würde, dann würde ich ..." Bei manchen Menschen wäre das der Kauf eines Hauses oder bestimmter Luxusartikel, bei anderen eine Weltreise oder einfach ein Leben, ohne weiter arbeiten zu müssen. Für viele Menschen würde ein mehrfacher Millionengewinn aber auch bedeuten, sozial abgesichert und unabhängig zu sein oder durch bestimmte Luxusartikel an Ansehen zu gewinnen.

Kommt es tatsächlich schnell zu grossen Gewinnen, dann ist die Idee, mit *wenig Einsatz viel Geld zu „verdienen"*, eine nicht zu unterschätzende

Verlockung, regelmässig und mit höheren Einsätzen zu spielen. Unterhaltungs- und Gelegenheitsspieler sind sich jedoch meist bewusst, dass mit grösster Wahrscheinlichkeit die grossen Gewinne auf Dauer ausbleiben, so dass sie auch weiterhin in gemässigtem Rahmen dem Glücksspiel frönen.

Fazit: Positives Anfangsstadium

Wie wir erkennen, korrespondieren spezielle Eigenschaften des Glücksspielens wie die Ungewissheit des Spielausgangs oder der Anreiz von Gewinnen mit dem menschlichen Bedürfnis nach Unterhaltung oder Nervenkitzel. Dies führt dazu, dass sich viele Menschen vom Glücksspiel angezogen fühlen. In der Folge entsteht ein Zusammenspiel zwischen der Person und dem Glücksspiel, welches von der spielenden Person als *positiv* und *anregend* erlebt wird.

Da Menschen grundsätzlich dazu neigen, positive Erlebnisse zu wiederholen, ist die Konsequenz, dass Menschen *wiederholt spielen wollen*, was zu einer *psychologischen Koppelung* ans Glücksspiel führt, ohne dass wir dabei von Sucht sprechen dürfen.

In diesem Stadium ist das Glücksspiel für die spielende Person im Gegensatz zu einer süchtigen Person *nicht* von zentraler Bedeutung. Dies zeigt sich vor allem darin, dass die Freizeitgestaltung vielfältig ist und die sozialen Beziehungen intakt sind. Der Unterhaltungs- und Gelegenheitsspieler kann in der Regel auch dem Impuls widerstehen, immer häufiger oder mit noch grösseren Einsätzen zu spielen. Er hält die finanziellen Limiten zumeist ein, die er sich vor Spielbeginn gesetzt hat. Ebenso kontrolliert er seine Einsätze im Laufe der Spieldauer, so dass er das Verlustrisiko klein halten kann. Er lässt sich damit auch nicht durch die falsche Logik verführen, mit höheren Einsätzen mehr gewinnen zu können. Manchmal ist es ihm gar möglich, Gewinne einzustecken, ohne diese wieder zu verspielen.

Unterhaltungs- und Gelegenheitsspieler gehen in der Regel davon aus, dass sie nicht oder nur selten als Gewinner dastehen. Für sie sind Verluste der Preis für das Vergnügen oder eine gelegentliche Investition, um möglicherweise einen Gewinn zu erzielen.

In diesem Stadium hören wir viele Spielende sagen: „Der übliche Ausgang oder ein gutes Essen kosten mich auch etwas." Das Glücksspiel ist für den Unterhaltungs- und Gelegenheitsspieler bezeichnenderweise ein zeitlich und finanziell begrenztes Freizeitvergnügen. Er beherrscht das Spiel und nicht das Spiel ihn. Hält sich das Spielverhalten in diesen Grenzen, besteht keine Gefahr einer Suchtentwicklung. In dem Sinne ist dieses Stadium nicht automatisch der Anfang einer Sucht.

Positives Anfangsstadium		
Motiv	**Spielverhalten**	**Folgen**
• Hoffnung, materielle Wünsche und Träume erfüllen zu können • Vergnügen und Unterhaltung • Ablenkung und Zerstreuung • Nervenkitzel • Ambiente • Gewinne • Ritual (z.B. beim wöchentlichen Lottospiel)	• Gelegentliches oder regelmässiges Spielen • Zeitliche Begrenzung des Spiels • Angemessene Spieleinsätze • Anzahl der Spiele eingeschränkt	• Bindung zum Glücksspiel besteht • Spielkontrolle vorhanden • Spielgestaltung ist den wirtschaftlichen Verhältnissen angepasst • Angemessenes Risikoverhalten • Keine sozialen und persönlichen Folgeprobleme

Gewöhnungsstadium – Missbrauchspieler

Stichworte: Gewinne erzeugen ein Erfolgserlebnis, Verluste spornen zum Weiterspielen an, Verluste werden verharmlost, Gefühle wie Angst vor Verlust oder Hoffnung auf Gewinn sind erhöht, alltägliche Schwierigkeiten werden teilweise mit dem Glücksspiel kompensiert, das Glücksspiel wird immer wichtiger im Leben und tangiert die Beziehungen zu Angehörigen, Bekannten oder dem Arbeitgeber. Familienangehörige und andere Personen aus dem sozialen Umfeld wissen nicht, wie das veränderte Verhalten der Person einzustufen ist.

Stellen Sie sich vor, Sie gewinnen. Der Geldautomat beginnt zu rasseln und zahlt das Geld aus. Euphorie und Freude durchfluten Sie. Sie fühlen sich stark. Sie haben den Eindruck, alles im Griff zu haben, den Automaten zu beherrschen. Ihre Augen strahlen und Sie nehmen das Geld aus dem Schlitz. Es ist ein anständiger Gewinn und nicht der erste. Einen kurzen Moment denken Sie daran, den Gewinn einzustecken und nach Hause zu gehen. Doch Sie spielen weiter und – gewinnen abermals. Sie spüren, wie gut es läuft. Sie denken: „Ja, eine Glückssträhne!“ Diese wollen Sie ausnutzen. Doch plötzlich beginnen Sie zu verlieren. Sie fühlen sich frustriert, vor allem als es gleich wieder und wieder geschieht. Nun denken Sie doch ans Aufhören. Aber eine innere Stimme sagt Ihnen, dass Sie bestimmt wieder Glück haben werden.

Sie stecken immer mehr Geld in den Automaten. Schon haben Sie den Gewinn wieder verspielt. Das wollen Sie aber nicht wahrhaben. Oder Sie merken es nicht. Sie wollen endlich wieder gewinnen. Sie glauben daran, dass dies bald wieder geschehen wird, jetzt, da Sie bereits so viel Geld in den Automaten geworfen haben.

Plötzlich gewinnen Sie wieder. Voller Zuversicht spielen Sie weiter. Ihre Gefühlslage verbessert sich schlagartig und Sie fühlen sich gut. Doch plötzlich findet auch diese Glückssträhne ihr jähes Ende und je länger Sie spielen, umso unwiderruflicher verlieren Sie.

Das Geld in der Brieftasche geht immer mehr zur Neige und das ungewollte Spielende rückt in unmittelbare Nähe. Und Sie denken, nein, das kann es doch nicht gewesen sein. Sie schauen auf die Uhr und merken, wie Ihnen das Zeitgefühl abhandengekommen ist. Sie stellen fest, dass Sie eigentlich schon lange zu Hause bei Ihrer Familie sein sollten. Kurz taucht der Gedanke auf, nach Hause zu gehen. Doch Sie verdrängen diesen Gedanken und denken: „Jetzt muss es doch endlich wieder klappen!" Und: „Ach, was soll's, jetzt ist es eh schon zu spät und wegen des langen Fernbleibens gibt es eh nur Krach."

Sie öffnen abermals Ihre Brieftasche und stellen fest, dass das Geld endgültig ausgegangen ist. Sie spüren eine Wut in sich aufkommen: einerseits, weil Sie von sich enttäuscht sind, dass Sie es so weit kommen liessen, andererseits, weil Sie den Geldspielautomaten verlassen müssen.

Ein innerer Konflikt bahnt sich in Ihrem Kopf an. Die eine Stimme sagt: „Weiterspielen, irgendwann muss das Glück doch wieder kommen!" Die andere Stimme meint: „Nein, jetzt ist Schluss, du hast schon genug verloren." Nach kurzem Hin und Her entschliessen Sie sich, das Spiel fortzuführen. Sie verlassen den Spielort und gehen eiligst zum nächsten Bankomaten, um Geld zu holen. Sie machen sich Mut: Neues Spiel, neues Glück.

Analyse

Wie wir feststellen können, hat das Glücksspiel die beschriebene Person sichtlich gepackt. Die ersten häufigen Gewinne haben bei ihr eine Euphorie ausgelöst und *dem Zufallsprinzip zum Trotz* die Überzeugung entstehen lassen, das *Glücksspiel zu beherrschen*. Dieser Prozess ging so lange, bis die Verluste überhandnahmen. An diesem Punkt ist die Person in einen Ambivalenzkonflikt geraten, welcher sie zwischen dem Entscheid hin und her riss, aufzuhören oder weiterzuspielen.

Dieser innere Konflikt löste sich, getrieben vom Glauben, dass der Automat auf Grund des vielen Geldes, welches bereits hineingeworfen wurde, bald Gewinne ausschütten würde, erst mit der Fortsetzung des Spielens wieder auf. Die nachfolgenden Gewinne erzeugten abermals positive Gefühle, so dass wir annehmen können, dass die Person in diesem Moment von der Richtigkeit ihres Entscheides, weiterzuspielen, überzeugt war. Als sich wenig später vermehrt Verluste einstellten, versuchte die Person diese sogleich zu verdrängen und mit fortlaufendem Spielen wieder zu kompensieren. Auffällig ist dabei auch, wie die Person die aufkeimenden familiären Konflikte verdrängt und somit das Glücksspiel gegenüber der Familie als wichtiger einstuft.

All diese Mechanismen können ausschlaggebende Faktoren für eine Suchtentwicklung sein und deuten auf erste Abhängigkeitssymptome hin.

Ergänzung

Doch nicht nur Probleme, welche durch das Glücksspiel entstehen, werden verdrängt, sondern die unterschiedlichsten persönlichen und sozialen Schwierigkeiten.

Von glücksspielsüchtigen Personen wird immer wieder berichtet, wie sie versucht hätten, familiäre und berufliche Schwierigkeiten mit dem Glücksspiel zu kompensieren, innere Spannungen abzubauen oder zu lösen. So erzählte ein Spieler in einer Selbsthilfegruppe, dass es ihm im finanziellen Bereich schwergefallen sei, sich gegenüber seiner Ehefrau abzugrenzen. Er habe immer wieder versucht, sämtlichen Ansprüchen seiner Frau gerecht zu werden. Dies sei insofern schwierig gewesen, als seine Frau aus erster Ehe zwei Kinder gehabt habe, für welche sie finanziell aufkommen musste, da der Vater kurz nach der Geburt verschwunden sei und auch keine Alimente zahlte. Die Kinder wuchsen in der Folge bei ihrer Schwester im benachbarten Ausland auf. Zur finanziellen Unterstützung habe ihr seine Frau regelmässig Geld geschickt, welches er ihr dafür gegeben habe. Oft habe sie aber noch zusätzliches Geld überwiesen oder spontane Anschaffungen getätigt. Diese zusätzlichen Auslagen hätten das Haushaltsbudget arg strapaziert und ihm immer wieder verunmöglicht, die Steuerrate oder die Miete fristgerecht zu zahlen. In dieser belastenden Situation habe er sich daran erinnert, wie er vor einigen Jahren bei einem flüchtigen Casinobesuch mehrere tausend Franken gewonnen habe. Mit dieser positiven Erfahrung vor Augen sei er alsbald ins nahe Casino gegangen, um dieses Erfolgserlebnis zu wiederholen. Zu Beginn habe sein Vorhaben geklappt und er habe meistens gewonnen. Mit dem gewonnenen Geld habe er die Löcher in der Haushaltskasse stopfen können. Im Laufe der Zeit seien die Gewinne jedoch ausgeblieben und die Verluste hätten überhandgenommen. Auf diese Weise sei das Haushaltsdefizit immer grösser geworden. Anstatt mit Spielen aufzuhören, habe er diese missliche Situation weiter mit dem Glücksspiel zu bereinigen versucht, was aber auf die Dauer nicht geklappt habe. Trotzdem habe er abermals weitergespielt, zumal es immer wieder Gewinnphasen gegeben habe. Weiter erzählte er, dass es zu Hause zu immer grösseren Spannungen gekommen sei, da er immer häufiger seine freie Zeit im Casino verbracht habe. Mit simplen Beschwichtigungen, wie z.B. dass er eine arbeitsintensive Zeit im Geschäft habe oder dass alles gar nicht so schlimm sei, habe er die Einwände seiner Frau versucht zur Seite zu schieben. Auch habe er begonnen, Mahnungen oder offene Rechnungen bereits am Briefkasten abzufangen und seiner Frau Bankauszüge vorzuenthalten. Trotz dieser Ausreden und Erklärungen sei die Beziehung konfliktträchtig geblieben, was dazu geführt habe, dass er immer mehr im Spielcasino seine „Ruhe“ gesucht habe, ja richtiggehend dorthin „geflüchtet“ sei. Dort habe er vermehrt die angenehmen Dinge wie den Nervenkitzel gesucht. Auch habe er den zuvorkommenden Umgang des Casinopersonals geschätzt. Dieser habe ihm das Gefühl von Anerkennung und Wertschätzung gegeben; etwas, das er in der Beziehung mit seiner Frau kaum mehr erlebt habe.

Fazit: Kritische Gewöhnung

In der Phase der kritischen Gewöhnung nimmt der Spielumfang stetig zu und die Bedeutung verändert sich: Anstehende Schwierigkeiten und Probleme werden mit Spielen kompensiert oder verdrängt. Der Nervenkitzel wird vermehrt gesucht; Stimmungen und Gefühle werden mit dem Glücksspiel reguliert.

Die spielende Person ist vom Unterhaltungs- und Gelegenheitsspieler zum *Missbrauchspieler* geworden, welche dem Spieldrang nur bedingt standhalten kann, so dass es zu *Kontrollverlusten* kommt. Dabei glaubt sie, dass *der Prozess des Gewinnens trotz wiederkehrender Verluste* immer weitergeht und sich Erfolgserlebnis an Erfolgserlebnis reihen würde. Dieser Glaube wird durch gelegentliche Glückssträhnen genährt. Weiter gehört zum Kontrollverlust der Umstand, Gewinne kaum mehr einzustecken oder sich selbst auferlegte Spiellimiten vermehrt zu ignorieren. Gleichzeitig wird mit erhöhten Einsätzen und längeren Spielphasen versucht, Verluste durch Gewinne wettzumachen, was die *Risikobereitschaft* steigert.

Ebenfalls zu diesem Stadium gehört es, dass die Betreffenden ignorieren, dass man/frau mit dem Glücksspiel in der Regel nicht reich wird. Trotzdem schleicht sich beim Missbrauchspieler der Gedanke ein, das Glücksspiel als zusätzliche Einnahmequelle zu nutzen. In der Folge wird vermehrt *über die wirtschaftlichen Verhältnisse gespielt,* was längerfristig zu Schulden führt. Diese wiederum versucht der Missbrauchspieler z.B. mit dem Überziehen des Bankkontos oder durch die Aufnahme von Darlehen auszugleichen.

Auf der Ebene der Wahrnehmung kommt es ebenfalls zu Veränderungen. So konzentriert sich der Missbrauchspieler zunehmend auf das Glücksspiel, so dass er fast alles um sich herum vergisst und sein Zeitgefühl verliert. Hinzu kommt, dass auch ausserhalb der Spielphasen wiederholt ans Glücksspiel gedacht wird und sich so das Denken vermehrt auf das Glücksspiel *einengt.* Dabei wird z.B. begonnen, an Spielstrategien für das Roulette oder an ausgefeilten Zahlenkombinationen für das Lottospiel herumzutüfteln. Nicht selten werden dazu einschlägige Bücher gekauft, in denen Spielsysteme für verschiedene Glücksspiele dargestellt werden.

Durch diese gedankliche Fixierung und das vermehrte und regelmässige Spielen fügt sich das Glücksspiel fast unmerklich in den Lebensalltag ein. Die Konsequenz davon ist, dass dadurch andere Verpflichtungen oder Kontakte in den Hintergrund geraten und weitere *soziale Folgeprobleme* zu entstehen beginnen: Bekanntschaften werden vernachlässigt, die Beziehung zur Ehefrau, Partnerin oder zu den Kindern nicht mehr gepflegt, Hobbys aufgegeben, Vereinbarungen nicht eingehalten und/oder die Leistungsfähigkeit am Arbeitsplatz sinkt.

Angehörige, Bekannte oder Arbeitgeber berichten in diesem Stadium oft, dass betroffene Personen immer unzugänglicher geworden seien oder aggressiv reagiert hätten, wenn Probleme oder Auffälligkeiten angesprochen worden seien. Sie hätten ihr Gegenüber nicht mehr verstanden und das Verhalten in keinen begründeten Zusammenhang bringen können. Im Laufe der Zeit sei das Vertrauen zunehmend gesunken.

Eine Angehörigen-Klientin meinte dazu: „Ich konnte meinem Mann nicht mehr glauben. Immer wieder versprach er mir, pünktlich nach Hause zu kommen oder mir den Bankauszug zu zeigen. Doch weder das eine noch das andere hat er getan. Er erfand immer wieder neue Ausreden. Er wich mir aus und ich nahm ihn kaum mehr ernst. Es war für mich eine schlimme Zeit und ich fühlte mich immer mehr alleinegelassen. All meine Bemühungen um Klarheit scheiterten. Es kam mir vor, als würde ich an einer Mauer abprallen. Das tat mir weh."

Ein weiterer wichtiger Punkt in dieser Phase ist der bereits erwähnte *Glaube, das Spiel unter Kontrolle zu haben.* Missbrauchspieler sind z.B. überzeugt, beim Spielautomaten immer den richtigen Knopf gedrückt zu haben. Roulettespielerinnen und -spieler glauben, dass das ausgeklügelte Spielsystem dauerhaft funktionieren würde. Kommt es dann unweigerlich zu Verlusten, sind sie der Ansicht, es eigentlich besser gewusst zu haben.

Diese Illusion wird aus fachlicher Sicht auch als *magisches Denken* bezeichnet. Die Folge dieses Denkens ist mitunter, dass die spielende Person in dieser Phase beginnt, Gewinne oder Verluste ihrem eigenen Spielverhalten zuzuschreiben, und somit den Spielausgang als persönlichen Erfolg oder persönliches Versagen wertet. Glücksgefühle mit gesteigertem Selbstwertgefühl oder Niedergeschlagenheit mit Selbstzweifeln sind dabei ständige Begleiter des Missbrauchspielers. Oft wird das magische Denken zusätzlich mit gängigem Aberglauben gekoppelt, wie z.B. bei Gewinn im richtigen Moment weggeschaut oder den passenden Pullover getragen zu haben. Dem gegenüber glauben Lotto spielende Personen häufig an bestimmte Glückszahlen oder das Geburtsdatum ihrer Kinder.

All diese Verhaltensweisen und Glaubensmuster führen oft in ein Doppelleben, in dem der Missbrauchspieler sowohl das *problematische Spielverhalten* als auch die *sozialen* und *finanziellen Folgeprobleme* gegenüber anderen Menschen zu vertuschen versucht. Ausreden, Unwahrheiten und Irreführungen von Familienangehörigen, Bekannten und/oder Arbeitgebern haben in diesem Stadium ihren Anfang. Typisch ist dabei auch, dass der Spieler nach wie vor glaubt, seinen Umgang mit dem Glücksspiel im Griff zu haben. Dabei wird das Spielverhalten nicht selten bagatellisiert: „Wenn ich will, kann ich mich jederzeit einschränken" oder „Ein paar Franken mehr kann ich noch riskieren, ein Abend mit Nachtessen und Kinobesuch hat auch seinen Preis".

In diesem Stadium ist das Glücksspiel zur Gewohnheit geworden und das Spielverhalten verlagert sich in einen *kritischen Bereich*. Das Spiel nimmt einen übermässig grossen emotionalen, finanziellen und zeitlichen Aufwand in Anspruch. Kann dieser Prozess nicht gestoppt werden, droht oft eine Glücksspielsucht.

In der folgenden Tabelle werden typische Merkmale dieses Stadiums aufgeführt.

Stadium – Kritische Gewöhnung		
Motiv	**Spielverhalten**	**Folgen**
• Einkommens-beschaffung • Verluste reduzieren/ zurückholen • Gewinnmaximierung • Probleme, Schwierigkeiten verdrängen/lösen • Anerkennung und gesteigertes Selbstwertgefühl • Selbstkritische Stimmen verdrängen • Steigerung des Nervenkitzels • Bestätigung des Glaubens, das Glücksspiel beherrschen zu können	• Lange Spieldauer • Hohe Spieleinsätze • Regelmässiges, häufiges Spielen • Evtl. Anzahl der Spiele erhöht • Vermehrtes Spielen nach einer Strategie • Teilweise spielabstinente Phasen	• Bagatellisierung • Folgeprobleme für Person und Umfeld entstehen • Missachtung der wirtschaftlichen Möglichkeiten • Ignorieren der Tatsache, dass Glücksspiele nicht beeinflussbar sind • Stimmungsregulierung • Selbstzuschreibung von Erfolg und Misserfolg • Beginn eines Doppellebens • Erhöhter Stresspegel, Gereiztheit • Vermehrtes Kreisen der Gedanken um das Glücksspiel • Gewöhnung

Suchtstadium – Exzessiv- und Verzweiflungsspieler

Stichworte: Kredite und Darlehen werden aufgenommen, Familienangehörige bestohlen, Lügengeschichten erzählt, besessen und ohne Rücksicht auf Verluste wird weitergespielt, das Glücksspiel ist zum Lebensinhalt geworden und bestimmt den Alltag, der Überblick über Wahrheit und Lügen geht verloren, das Glücksspiel ist Wettkampf, Gewinne und Verluste werden persönlich genommen, der Aberglaube wird zum Glauben, Angst und Verzweiflung machen sich breit, die Schulden und Probleme sind kaum zu überblicken.

Stellen Sie sich vor, Sie denken nur noch ans Glücksspiel, ob zu Hause, bei der Arbeit oder sonst wo, und Sie fragen sich, wie Sie am schnellsten unbemerkt ins nächste Spielcasino, an den Geldspielautomaten oder an den Computer gelangen. Sie haben gerade einen Bekannten dazu gebracht, Ihnen Geld zu leihen, 8000 Franken. Sie denken, dass Sie mit diesem Geld die Chance haben, Ihre Schulden zu bereinigen und die erlittenen Verluste zurückzugewinnen.

Jetzt sind Sie an Ihrem Arbeitsplatz. Sie sind nervös und können sich kaum auf die Arbeit konzentrieren. Der Drang zum Spielen wird immer stärker. Sie halten es am Arbeitsplatz nicht mehr aus und verlassen ihn mit einer Ausrede: Arzttermin! Sie fahren mit Ihrem Auto los und parkieren in der Nähe der Spielbank. Sie fühlen sich aufgewühlt und angespannt. Nach aussen zeigen Sie sich ausgeglichen und ruhig. Ganz cool passieren Sie den Empfang mit der Identitätskontrolle. Als häufiger Gast werden Sie sogleich erkannt und ein kleiner Smalltalk entsteht. Auch im Raum mit den Roulettetischen sehen Sie alte Bekannte. Sie grüssen diese flüchtig. Bei manchen erahnen Sie es: Diesen ergeht es wie Ihnen, sie können das Spielen auch nicht lassen. Bei dieser Feststellung fragen Sie sich, ob Sie nicht endlich mit dem Spielen aufhören sollten. Sofort verdrängen Sie diesen Gedanken wieder, denn jetzt wollen Sie sich aufs Spielen konzentrieren. Sie wissen, heute muss es gelingen! Ein abermaliger Misserfolg wäre eine Katastrophe. Eine Schande. Eine Schande, wieder als Verlierer dazustehen. Als jemand, der sein Leben nicht im Griff hat. Alles steht für Sie auf dem Spiel: Partnerschaft, Arbeitsplatz und Ihre finanzielle Existenz. Sie reden sich Mut zu und lösen die ersten Jetons ein. Sie begeben sich an den Roulettetisch. Sie haben sich in den letzten Stunden eine Spielstrategie zurechtgelegt und sich geschworen, sich daran zu halten. Der Wettkampf beginnt. Sie setzen die ersten Jetons. „Rien ne va plus", „nichts geht mehr".

Die Kugel rollt und bleibt in einer Kerbe liegen. Der Kessel dreht sich immer noch. Sie können die Zahl noch nicht erkennen. Doch bald löst sich das Rätsel. Der Kessel dreht sich langsamer. Sie haben gewonnen! Ein Gefühl der Erleichterung durchströmt Ihren Körper. Sie fühlen sich stark und sind überzeugt, es heute zu schaffen. Überzeugt, das Schicksal auf Ihre Seite zu zwingen. Sie denken nicht mehr an Ihre Schulden, an die Gefahr, Ihren Arbeitsplatz zu verlieren, oder dass Ihre Ehefrau oder Lebenspartnerin Sie wegen der andauernden Ausreden und des vielen Fernbleibens verlassen könnte. Sie glauben an den grossen Gewinn und daran, dass damit alle Probleme gelöst sein werden. Sie spielen weiter. Wieder gewinnen Sie und der innere Druck löst sich noch mehr. Erste Gefühle von Euphorie machen sich breit.

Doch plötzlich beginnen Sie zu verlieren. Zuerst nur vereinzelt, dann immer häufiger. Sie setzen wie verrückt weiter, immer in der Hoffnung, es endlich wieder zu schaffen. Sie wollen gewinnen. Sie wollen Sieger sein. Auch gegenüber der Spielbank. Doch es funktioniert nicht. Immer mehr kommen Sie in die Verlustzone. Sie sind nervös und Ihre Hände beginnen zu zittern. Kalter Schweiss bildet sich auf Ihrer Stirn. Sie fühlen sich verzweifelt. Sie denken, dass es nicht sein darf, nicht sein kann. Jetzt steigern Sie den Einsatz und sagen sich: „Die mache ich fertig!" Gemeint ist das Casino. Sie fühlen sich wie in einem Rausch. Sie setzen, hoffen, setzen, hoffen und setzen wieder und wieder – bis in die späte Nacht, bis das Casino seine Pforten schliesst. Sie müssen das Casino verlassen, obwohl Ihnen noch 1000 Franken zum Weiterspielen geblieben sind. Sie sind wütend, dass Sie nicht weiterspielen können und dass Sie nicht gewonnen haben. Sie verlassen das Casino und gehen in die dunkle Nacht hinaus. Sie fühlen sich verzweifelt und könnten weinen. Wieder haben Sie nicht gewonnen. Wieder ist es nicht so gelaufen, wie Sie es sich gewünscht haben, wie es hätte laufen müssen. Sie wissen, dass Sie vor dem Nichts stehen, trotz der verbliebenen 1000 Franken. Die Miete beträgt 1800 Franken, der Zahltag wurde bereits in den letzten Tagen verspielt und der Schuldenberg ist riesengross. Vielleicht 50000 Franken, vielleicht auch 300000. Sie wissen es nicht mehr. Sie haben den Überblick über Ihre Schulden verloren. Die Rechnungen existieren nicht mehr. Sie haben sie fortgeworfen – immerzu.

Das Geld für den Lebensunterhalt fehlt und das Bankkonto ist schon längst überzogen. Sie fragen sich, was Sie jetzt tun sollen. Nach Hause gehen und alles erzählen? Alles hinschmeissen und sich umbringen? Verzweifelt gehen Sie nach Hause. Und Sie denken an morgen, ans nächste Spiel, in der Hoffnung, endlich zu gewinnen. Endlich wieder Geld zu haben, um zu spielen und um wenigstens das Nötigste bezahlen zu können.

Analyse

Wie uns obiges Beispiel zeigt, geht es der Person nicht nur darum, mit dem geliehenen Geld den Drang zum Spielen zu befriedigen. Ihre Motive sind ebenso, vorhandene Schulden mit Gewinnen aus dem Glücksspiel zu bereinigen und ihren aktuellen Lebensunterhalt zu sichern. Dieser Umstand erzeugt einen immensen inneren Druck, welcher es der betroffenen Person kaum mehr möglich macht, sich auf ihre Arbeit oder soziale Beziehungen einzulassen und zu konzentrieren. Probleme wie soziale Isolation oder Arbeitslosigkeit sind die Folgen.

Wie wir weiter feststellen können, hat das Glücksspiel für die betroffene Person den Charakter der Unterhaltung verloren. Jetzt geht es ihr um den Sieg gegen das Glücksspiel und das Casino. Die Wahrnehmung der Person fokussiert sich dabei fast ausschliesslich aufs Glücksspiel und äussere Einflüsse empfindet sie als störend.

Neben dieser veränderten Haltung gegenüber dem Glücksspiel stellen wir weiter fest, wie es der Person immer deutlicher bewusst wird, dass ihr Leben aus dem Ruder gelaufen ist. Diesen Umstand versucht sie immer wieder zu verdrängen, was auf Dauer, vor allem nach Beendigung des Spiels, kaum mehr möglich ist. In diesen Momenten kommen Gedanken des Selbstzweifels und Gefühle von Resignation auf. Trotz dieser kritischen Stimmen und der belastenden Lebenslage ist die betroffene Person jedoch bald wieder überzeugt, durch entsprechende Gewinne ihr Problem mit dem Glücksspiel lösen zu können. Insofern tut sich hier ein Teufelskreis auf, bei dem das problemverursachende Glücksspiel gleichzeitig als Problemlösung dienen soll.

Speziell sei an dieser Stelle noch auf die körperlichen Symptome hingewiesen. Wie wir feststellen können, erzeugen die Erwartung eines Gewinnes oder, wie bei obiger Person, die Angst vor Verlusten eine *psychosomatische Reaktion*, bei der Motorik, Stoffwechsel oder Hormonhaushalt beeinflusst sind. Euphorische Gefühle, Angstzustände, Herzrasen, kalter Schweiss oder zittrige Hände und Beine sind nur einige Beispiele dafür. Hinzu kommt, dass der ebenfalls oben beschriebene *Rauschzustand* – neben dem Verlust der Kontrolle über das Spielverhalten – auch die Wahrnehmung so stark beeinflusst, dass Orientierungslosigkeit entstehen oder das Realitätsbewusstsein verloren gehen kann.

Ein Klient berichtete dazu, dass er während eines Spielrausches über mehrere Tage nicht mehr gewusst habe, was er getan habe und wo er überall gewesen sei. Als er zu sich gekommen sei, habe er sich spielend vor einem Glücksspielautomaten wiedergefunden.

Fazit: Suchtstadium

In diesem Stadium ist der Missbrauchspieler zum *Exzessiv- und Verzweiflungsspieler* und das Glücksspiel zur Sucht geworden. Das unbändige Verlangen (Craving) zu spielen haben überhandgenommen (*Kontrollverlust*) und will um (fast) jeden Preis gestillt werden. Die betroffene Person hat, wie bereits erwähnt, ihr ganzes Handeln, Denken und Fühlen auf das Glücksspiel ausgerichtet. Soziale Kontakte, persönliche Anliegen, finanzielle Verpflichtungen, Beziehungen, Familienleben und die Arbeitsstelle sind aufs äusserste belastet oder verloren gegangen (*Einengung*).

In der Folge hat sich die Bindung zum Glücksspiel zu einem Wettkampf gewandelt: Roulettespieler spielen gegen die Bank und Automatenspieler gegen den Automaten. Den Gewinnen wird bedingungslos hinterhergejagt, was oft zur Aufnahme von Krediten oder Beschaffungskriminalität wie z.B. Unterschlagungen am Arbeitsplatz oder dem Entwenden von Kreditkarten von Familienangehörigen führt. Dabei werden Darlehen von Bekannten oder geborgtes Geld von Familienangehörigen kaum zurückbezahlt, und wenn, dann nur tröpfchenweise, um gleich wieder neues Geld ausleihen zu können.

Das minutiös eingefädelte Doppelleben ist in diesem Stadium zur „Normalität“ geworden. Um ein intaktes Leben vorzugaukeln, scheut der Exzessiv- und Verzweiflungsspieler, wie bereits teilweise der Missbrauchspieler, in diesem Stadium weder innerhalb der Familie noch nach aussen vor Lügengeschichten zurück. Ein Klient meinte einmal dazu, dass er sich wie „Dr. Jekyll und Mr. Hyde“ gefühlt habe. Er habe um jeden Preis seine Glücksspielsucht und die Folgeprobleme verbergen wollen. Dies habe dazu geführt, dass er permanent Angst hatte aufzufliegen und fortwährend ungeduldige Gläubiger zu beruhigen hatte. Erst als er mit dem Glücksspiel aufgehört und reinen Tisch gemacht habe, habe er gemerkt, was für ein Stress das alles für ihn gewesen sei.

Typischerweise geht in diesem Stadium auch der Bezug zum Wert des Geldes verloren, was dazu führt, dass jeder Franken zu Spielgeld wird, und dazu dient, das Spielen aufrechtzuerhalten. Ein ehemaliger Spieler meinte einmal: „Während meiner Glücksspielsucht waren 3000 Franken nichts mehr wert. Jetzt ist es sehr viel Geld.“

Weiterhin kommt das Zeitgefühl abhanden, was zu Dauerbesuchen im Spielcasino oder permanentem Verweilen vor dem Computer führen kann – ein Umstand, den die meisten ehemaligen Spieler als besonders gravierend empfinden, da sie die mit Glücksspielen verbrachte Zeit im

Nachhinein als massiven Verlust erlebten. Diesen Verlust bereuten viele mehr als das verlorene Geld.

Ein weiteres typisches Merkmal besteht darin, dass das Glücksspiel vermehrt „personifiziert" wird: Im Laufe der Spieldurchgänge wird dem Automaten oder der Kugel gut zugeredet oder bei Misserfolgen wird das Spielgerät beschimpft. Nicht selten wird auf die Geräte auch eingeprügelt, was vom Casinopersonal selbstverständlich nicht gerne gesehen und auch nicht toleriert wird. Weiter ist in diesem Stadium der *Glaube* der Spielenden auf dem Höhepunkt, *für den Ausgang des Spiels verantwortlich zu sein* und *die gewinnbringenden Mechanismen des Spiels zu kennen.* So glauben sie, dass Geldspielautomaten, die lange keinen grossen Gewinn (Jackpot) ausgeschüttet haben, dies bald tun würden, oder dass beim Roulette nach einer gewissen Reihenfolge von Zahlen die gewinnbringende Zahl folgen werde. Exzessiv- und Verzweiflungsspieler ignorieren dabei die Tatsache, dass jeglicher Spielausgang vom Zufall bestimmt ist oder nach einem ausgeklügelten Spielprogramm geschieht.

Dieses Denken führt dazu, dass Automatenspieler/-innen sich auf „ihren" Automaten einschiessen und sich von ihm nicht mehr trennen wollen. Sie gehen weder essen noch trinken und auf die Toilette erst in letzter Not. Oder sie beobachten ihresgleichen an anderen Automaten, um festzustellen, wie lange bereits an einem Automaten gespielt wird und wie der Automat auszahlt. Ein voller Aschenbecher ist dabei ebenso Hinweis auf eine lange Spielphase wie die auftretenden Schweissperlen oder das unruhige Hin- und Herrutschen des Spielers. Selbstverständlich wünscht sich die beobachtende Spielerin oder der beobachtende Spieler, bald selbst an jenem Automaten spielen zu können, wenn dieser tatsächlich schon lange keinen erheblichen Gewinn mehr ausbezahlt hat.

Roulettespieler wiederum richten ihre Spielstrategie auf die gezogenen Zahlen aus. Der Spieler oder die Spielerin spielt in der Folge immerzu jene Serie, bei der sie/er glaubt, Gewinne realisieren zu können. Dies führt dazu, dass trotz wiederkehrender Verluste weitergespielt wird, da ja die Überzeugung besteht, dass der Gewinn folgen *muss.*

Es geschieht dabei nicht selten, dass sich der Spieler oder die Spielerin in ihrer Überzeugung festbeisst. Der Erfolg will *ohne Rücksicht auf Verluste* erzwungen werden. Ist der Spielausgang dann tatsächlich (und sei's auch nur zwischenzeitlich) positiv, so verfestigt sich dieser Glaube, was wiederum zur Aufrechterhaltung der Spielsucht beiträgt.

Neben diesem Denken und Handeln sind in diesem Stadium auch die Emotionen und Stimmungen fast ausschliesslich durch das Glücksspiel geprägt. In der Folge ist die Gemütslage bei Verlusten durch Niedergeschlagenheit, Selbstvorwürfe und Frustrationen bestimmt.

Die betroffene Person beginnt mit sich und der Welt zu hadern: „Ausgerechnet als ich meine Spielstrategie geändert hatte, kamen jene Zahlen, auf welche ich bis dahin gesetzt hatte. Hätte ich doch an meinem Spielsystem festgehalten, es hätte geklappt.“ Oder: „ Was habe ich nur gemacht? Wie konnte das alles nur geschehen? Ich habe versagt. Ich habe mich und meine Familie ruiniert“, so ein Roulettespieler. Die begleitenden Schuld- und Schamgefühle führen oft zu depressiven Verstimmungen und, wie bereits erwähnt, zu Suizidgedanken. Viele der sich in Beratung und Therapie begebenden glücksspielsüchtigen Personen befinden sich in dieser Phase.

Zumeist wird jedoch versucht, die Probleme mit Gedanken zu verdrängen, wie z.B., dass es das letzte Mal gewesen oder dass es einfach Pech gewesen sei.

Insgeheim denkt der Exzess- und Verzweiflungsspieler wieder ans nächste Spiel oder die neuerliche Geldbeschaffung. Denn ohne Geld kein Spiel und ohne Spiel keine Hoffnung.

Im Gegensatz zu den Verlusten erzeugen Gewinne Gefühle von Macht und Selbstwert. Der Spieler hat die Überzeugung, alles im Griff zu haben und das Schicksal in seinen Händen zu halten. Die Stimmungslage wandelt sich dabei zu einem Hochgefühl, was der spielenden Person einen emotionalen „Kick“ verleiht und sie ungute Gefühle vergessen lässt. Gewinne werden dabei nicht selten mit Alkoholika oder Vergnügungen wie z.B. dem Besuch von Nachtclubs oder dergleichen gefeiert.

Angetrieben durch diese positiven Empfindungen kann sich die Spielerin auch in einen unkontrollierten Spielrausch steigern. Dabei wird z.B. an mehreren Geldspielautomaten gleichzeitig gespielt, wobei der Spieler die Walze am Geldspielautomaten mit den Händen abdeckt, um das Erkennen des Resultates hinauszuzögern. Oder Roulettespielerinnen und -spieler steigern den Nervenkitzel noch zusätzlich, indem sie ihre Jetons erst in letzter Sekunde setzen oder ihre Einsätze in schwindelnde Höhe treiben. Eine ehemals glücksspielsüchtige Klientin berichtete diesbezüglich, dass sie in ihrer schlimmsten Phase gar mit den Füssen gespielt hätte, wäre dies möglich gewesen.

Selbstverständlich gibt es auch Situationen, in denen ein grosser Gewinn, womöglich gar in Millionenhöhe, eingefahren werden kann. Geschieht dies, stellt sich alsbald die Frage, ob es dem Spieler oder der Spielerin dann tatsächlich gelingt, mit dem Spielen aufzuhören.

Die meisten glücksspielsüchtigen Personen berichten, dass dies eher selten der Fall ist. Zumeist würden die Gewinne wieder verspielt. Als Motive werden dabei vor allem die unbändige Lust zum Spielen (Craving), der Drang nach dem Nervenkitzel oder die nach wie vor vorhandenen Schulden genannt. So berichtete eine Person, dass sie im Augenblick ihres höchsten Roulettegewinns, der 120000 Franken betrug, die Hälfte ihrer aktuellen Schulden hätte begleichen können. Die Überzeugung, diesen Erfolg mit derselben Spielstrategie toppen zu können, habe sie jedoch veranlasst, weiterzuspielen, ganz in der Hoffnung, dadurch ihre Schulden auf einen Schlag loszuwerden. Leider sollte die Jagd nach dem Gewinn im abermaligen Fiasko enden.

Ein anderes Beispiel betrifft einen etwa 40-jährigen Mann. Dieser konnte am Automaten tatsächlich einen Millionengewinn einstreichen. Mit dem Geld habe er für sich und seine Freundin eine Eigentumswohnung, neue Möbel und ein teures Auto gekauft. Weiter sei es ihm aus Liebe zu seiner Freundin ein Anliegen gewesen, all ihre Wünsche zu erfüllen. Auf diese Weise habe er sich in finanzielle Verbindlichkeiten verstrickt, welchen er mit seinem aktuellen Einkommen nicht nachkommen konnte. In der Folge seien Schulden entstanden. Diese habe er mit abermaligem Spielen versucht zu überwinden. Doch die Gewinne hätten sich nicht wunschgemäss eingestellt, so dass er sich bald wieder als Verlierer und in der Glücksspielsucht vorgefunden habe.

Seine Freundin habe massiv unter seiner abermaligen Glücksspielsucht gelitten, was zur Folge hatte, dass die Beziehung in die Brüche ging. Wegen der Trennung sei er seiner ehemaligen Freundin lange Zeit böse gewesen, da er glaubte, dass all die materiellen Annehmlichkeiten auch für sie von grosser Bedeutung gewesen seien, so dass er das Spielglück auch für seine Freundin nochmals auf seine Seite zwingen wollte. Wie sich später herausstellte, habe seine Freundin an Stelle der materiellen Masslosigkeit viel mehr ein geordnetes Leben gewünscht. Dies habe er jedoch erst viel später eingesehen.

Fassen wir die wesentlichen Faktoren des Suchtstadiums zusammen:

Stadium – Sucht		
Motiv	Spielverhalten	Folgen
• Spieldrang will befriedigt werden (Craving) • Siegen-/ Gewinnenwollen um jeden Preis • Glaube, das Spiel beherrschen und beeinflussen zu können • Glaube, alle Probleme mit einem grossen Gewinn beseitigen zu können • Glücksspielsucht gegenüber sich und anderen nicht wahrhaben wollen	• Spielen an mehreren Geräten oder bei verschiedenen Spielanbietern • Stunden- oder tagelanges Spielen • Masslose Einsätze	• Kontrollverlust • Verschuldung/Betreibungen • Zerrüttete Beziehungen • Verlust der Arbeitsstelle • Beschaffungskriminalität • Doppelleben • Spielrausch • Gedankliche Vereinnahmung • Realitätsverlust (Wahrheit und Unwahrheit durchmischen sich)

• Wille, den Sieg über das Glücksspiel zu erlangen • Stimmungs-regulierung		• Magisches Denken/ Aberglaube • Jagd nach dem Gewinn • Bezug zum Geld ist verloren • Psychische Probleme/ Suizidalität • Zeitliche und räumliche Orientierungslosigkeit

Anmerkung
Glücksspielsucht gilt als Krankheit und ist in ICD-10 und DSM-IV wie folgt diagnostiziert:

Diagnostische Kriterien für Spielsucht laut ICD-10 und DSM-IV

Nach der **ICD-10** (Dilling et al., 1991) besteht die Störung in häufig wiederholtem episodenhaftem Glücksspiel, das die Lebensführung der betroffenen Personen beherrscht und zum Verfall der sozialen, beruflichen, materiellen und familiären Werte und Verpflichtungen führt. Die Betroffenen setzen ihren Beruf aufs Spiel, machen hohe Schulden und lügen oder handeln ungesetzlich, um an Geld zu kommen.

Diagnostische Leitlinien für pathologisches Glücksspiel (F63.0) nach ICD-10

1. beharrliches, wiederholtes Glücksspiel
2. anhaltendes Spielen trotz negativer sozialer Konsequenzen, wie Verarmung, gestörte Familienbeziehungen und Zerrüttung der persönlichen Verhältnisse

Diagnostische Kriterien für pathologisches Spielen nach DSM-IV

Mindestens 5 der folgenden Merkmale müssen erfüllt sein:

1. Ist stark eingenommen vom Glücksspiel (z.B. starkes Beschäftigtsein mit gedanklichem Nacherleben vergangener Spielerfahrungen, Nachdenken über Wege, Geld zum Spielen zu beschaffen).
2. Muss mit immer höheren Einsätzen spielen, um die gewünschte Erregung zu erreichen.
3. Hat wiederholt erfolglose Versuche unternommen, das Spielen zu kontrollieren, einzuschränken oder aufzugeben.
4. Ist unruhig und gereizt beim Versuch, das Spielen einzuschränken oder aufzugeben.
5. Spielt, um Problemen zu entkommen oder um eine dysphorische Stimmung zu erleichtern.
6. Kehrt, nachdem er beim Glücksspiel Geld verloren hat, oft am nächsten Tag zurück, um den Verlust auszugleichen.
7. Belügt Familienmitglieder, den Therapeuten oder andere, um das Ausmass seiner Verstrickung in das Spielen zu vertuschen.
8. Hat illegale Handlungen wie Fälschung, Diebstahl, Betrug oder Unterschlagung begangen, um das Spielen zu finanzieren.
9. Hat eine wichtige Beziehung, seinen Arbeitsplatz, Ausbildungs- oder Aufstiegschancen wegen des Spielens gefährdet oder verloren.
10. Verlässt sich darauf, dass andere ihm Geld bereitstellen, um die durch das Spielen verursachte hoffnungslose finanzielle Situation zu überwinden.

4. Teil

Wege aus der Glücksspielsucht sind Veränderungsprozesse

„Wir haben jahrelang gespielt. Kein Wunder, dass wir auch viel Zeit benötigen, bis wir unsere Folgeprobleme gelöst und ein neues Leben aufgebaut haben.“
Ehemaliger Spieler

Als Erstes sei vorweggenommen: Wege aus der Glücksspielsucht sind befreiend und voller Hoffnung, aber auch steinig und beschwerlich. Und es geht immer um das Eine: *Veränderung.*

In diesem Teil des Buches beschreibe ich solche Veränderungsprozesse, und zwar anhand von Beobachtungen aus meiner Beratertätigkeit und meinen Erfahrungen aus der Gruppenarbeit mit glücksspielsüchtigen Menschen. Ich werde dabei typische Verhaltensweisen hervorheben, die eine Veränderung charakterisieren, merke aber an, dass diese nicht umfassend sind und Wege aus der Glücksspielsucht immer individuell verlaufen. Die dargestellten Veränderungsprozesse und Problemlösungen sind in diesem Sinne als *einzelne* Möglichkeiten unter vielen anderen gangbaren Schritten zu sehen.

Für betroffene Menschen kann das heissen, meine Ausführungen als einen *Bazar an Veränderungsmöglichkeiten* zu betrachten, aus dem jede Person das auswählen kann, was ihr entspricht und sie *für sich selbst für machbar hält.* Dies ganz im Sinne der Untersuchungen von Steve de Shazer und seinem Team, die besagen, dass jeder Mensch seine eigenen Vorstellungen von dem hat, was an Veränderungen glücken kann oder eben nicht.

Indem ich unterschiedliche Veränderungsmöglichkeiten beschreibe, möchte ich betroffene Menschen ermutigen, sich auf Veränderungen einzulassen, Angehörige und Drittpersonen für ihre Rolle sensibilisieren und Therapeuten und Beratern eine Übersicht typischer Veränderungsschritte sowie Interventionsmöglichkeiten vermitteln.

Um diese Ziele zu erreichen, dienen uns folgende Leitfragen:

1.) Was sind die Merkmale von Veränderungsprozessen, die aus der Glücksspielsucht herausführen?
2.) Wie können Schritte in die gewünschte Richtung gefunden und umgesetzt werden?
3.) Welche Umstände sind wichtig, damit Problemlösungen funktionieren?
4.) Was braucht es, damit Veränderungen aufrechterhalten bleiben?

Bei der Beantwortung der gestellten Fragen orientiere ich mich an Grundlagen wissenschaftlich erforschter Verhaltensweisen von menschlichen Veränderungen. Hinsichtlich Haltung und Beratungsansätzen greife ich vorwiegend auf Erkenntnisse aus der lösungsorientierten Gesprächsführung nach dem Milwaukee-Modell von Steve de Shazer und Insoo Kim Berg zurück.

Zu den Behandlungsansätzen ist zu erwähnen, dass in der Fachliteratur auf die Anwendung unterschiedlichster Beratungskonzepte und Therapieformen hingewiesen wird. Als Favoriten gelten jedoch verhaltenstherapeutische und kognitive Therapieformen (F. Müller-Spahn, J. Margraf, 2003).

Die Gliederung von Veränderungsprozessen

Prochaska, Norcross und DiClemente, Professoren für Psychologie an verschiedenen nordamerikanischen Hochschulen, legten im Jahre 1995 eine Theorie darüber vor, wie Menschen sich verändern. Die Kernelemente ihrer Aussagen lauten, dass Veränderungen von Menschen prozesshaft verlaufen und sich in fünf Phasen unterteilen lassen. Diese Phasen werden wie folgt bezeichnet:

- Vorphase des Nachdenkens (Präkontemplation)
- Phase des Nachdenkens (Kontemplation)
- Phase der Vorbereitung
- Handlungsphase
- Durchhaltephase

Damit dieses Modell für unseren Zweck brauchbar ist, habe ich in Anlehnung an eine Aufstellung von Prof. Dr. Lilo Schmitz (Lilo Schmitz, Lösungsorientierte Gesprächsführung, 2002) das Modell „Wege aus der Glücksspielsucht" neu erstellt. Dabei habe ich die einzelnen Phasen neu benannt und ihre Hauptmerkmale in einer Tabelle aufgeführt.

Wege aus der Glücksspielsucht – ein Fünf-Phasen-Modell		
Phase	**Kennzeichen**	**Verhalten**
Probleme haben nur die andern Vorphase des Nachdenkens (Präkontemplation)	Die Umgebung sieht Veränderungsbedarf, der Betroffene (noch) nicht.	Angehörige, Arbeitgeber etc. erkennen den problematischen/süchtigen Umgang mit dem Glücksspiel. Sie versuchen die betroffene Person zu einer Veränderung zu bewegen.
Jetzt muss etwas geschehen Phase des Nachdenkens (Kontemplation)	Erstes zweifelndes Problembewusstsein, Pendeln zwischen Veränderungswunsch und „Bleiben, wie ich bin“. Informationsbedürfnis.	Informationen werden eingeholt. Das Spielverhalten wird hinterfragt. Folgeprobleme werden wahrgenommen. Der Ambivalenzkonflikt zwischen dem Verlangen zu spielen und dem Bedürfnis aufzuhören wird bewusst. Kleine Veränderungen werden gemacht.
Ziele und Wege erkennen Phase der Vorbereitung	Die Fragen, wie Probleme gelöst werden könnten und wie das problembehaftete Spielen gestoppt werden kann, werden gestellt.	Verschiedene Ideen und Möglichkeiten zur Veränderung werden kreiert und ausgewählt. Es wird Mut für Veränderungen geschöpft. Unterstützung von Drittpersonen wird angenommen. Erste Veränderungsexperimente werden gemacht.

Unterwegs sein Handlungsphase	Veränderungen werden konsequent durchgeführt und die Planung für die Zukunft wird eingeleitet.	Die betroffene Person verhält sich in vielem anders als in der Vergangenheit. An die Stelle der Glücksspielsucht treten andere Interessen. Folgeprobleme werden aktiv angegangen. Aus „Rückfällen" oder Rückschritten werden Konsequenzen gezogen.
Veränderungen werden zur Normalität Durchhaltephase	Veränderungen werden beibehalten und der Alltag wird nach den Veränderungen ausgerichtet.	Das neue Verhaltensrepertoire wird verinnerlicht. Die Anerkennung von Dritten wird angenommen. Auch „schwierige Momente" werden mit neuen Verhaltensmustern gemeistert.

Wie wir anhand der Tabelle erkennen, geschehen Veränderungen schrittweise. Sie sind einerseits durch den Einfluss anderer Personen geprägt, andererseits dadurch, wieweit die betroffene Person für sich selbst ihr Spielverhalten als ein Problem sieht oder einen Handlungsbedarf für Veränderungen für angezeigt hält.

Ist dies der Fall und lässt sich eine Person darauf ein, ihr problematisches Spielverhalten zu hinterfragen, dann ist ein erster wichtiger Schritt getan und der weitere Verlauf des Veränderungsprozesses ist von der Suche nach Zielen und Lösungen und den damit verbundenen neuen Verhaltensweisen geprägt. Dieser Prozess erfordert für die betroffene Person wie für Menschen aus dem nahen sozialen Umfeld Mut, Ausdauer, Geduld und Kreativität – und viel Arbeit an sich selbst und der Situation.

Die Praxis zeigt: Wege aus der Glücksspielsucht verlaufen oft über mehrere Monate oder gar Jahre. Dieser langwierige Prozess ist, neben der hartnäckigen Suchtproblematik und der Aufarbeitung oft gravierender Folgeprobleme, auch dadurch bestimmt, dass Veränderungen nicht immer reibungslos und wie gewünscht geschehen. Im täglichen Leben tragen sich wiederholt überraschende Dinge zu. Manchmal sind es positive, manchmal negative Geschehnisse. Diese Begebenheiten beeinflussen das menschliche Verhalten, so dass es im Veränderungsprozess zu Fort- und Rückschritten kommen kann. Rückfälle in exzessives Spielverhalten sind dabei nicht auszuschliessen, zumal bei der Glücksspielsucht wie bei anderen Suchtformen auch das bereits erwähnte *Craving* eine Rolle spielt. Dieses unwiderstehliche Verlangen nach dem Glücksspiel kann sich auch nach Jahren der Spielabstinenz einstellen und bei einer Person einen solch starken inneren Druck (Spieldrang) erzeugen, dass es zu besagten Rückfällen kommen kann. Aus neurobiologischer Sicht wird das Craving auch als Symptom einer vorliegenden Suchterkrankung bezeichnet und hat in diesem Sinne nichts mit mangelndem Willen oder einer Charakterschwäche zu tun.

In diesem Zusammenhang muss erwähnt werden, dass neben einer Beratung oder Psychotherapie eine medikamentöse Behandlung des Cravings oder allfälliger anderer psychischer Erkrankungen, wie einer Depression oder Angststörung, sinnvoll sein kann. Dazu muss an dieser Stelle jedoch auch erwähnt werden, dass bis heute keine spezifische und *durchschlagende* medikamentöse oder psychotherapeutische Behandlung der Glücksspielsucht bekannt ist. Trotzdem ist eine Überwindung der Glücksspielsucht oder eine Verbesserung jederzeit möglich.

Bezogen auf das Phasenmodell kann das heissen, dass Überschneidungen zwischen oder das Überspringen von unterschiedlichen Phasen oder gar das scheinbare Verharren in einer Phase als normal angesehen werden müssen.

Bezüglich der Strukturierung des vierten Teils werde ich, wie im vorhergehenden Teil des Buches, die einzelnen Phasen detailliert beschreiben. Dabei beginne ich jede Phase abermals mit der Aufzählung wesentlicher Stichworte und einer kurzen Einleitung. Im Gegensatz zum vorhergehenden Teil werde ich diese Einleitung jedoch nicht analysieren, sondern gleich mit Fallbeispielen weiterarbeiten. Jede einzelne Phase schliesse ich mit einer Tabelle typischer Verhaltensweisen der betreffenden Phase ab.

Für Therapeuten und Beraterinnen habe ich hinter jeder Tabelle eine Zusammenstellung wesentlicher zu bearbeitender Themen und beraterische wie therapeutische Interventionsstrategien hinzugefügt. Die dabei eingeflochtenen Interventionsbeispiele beziehen sich auf lösungsorientierte, systemische, verhaltenstherapeutische oder kognitive Ansätze.

Zur Vertiefung der erwähnten Ansätze sei für Therapeutinnen, Berater und andere interessierte Personen auf die Literaturliste verwiesen. Ebenso ist an dieser Stelle auf den fünften Teil des Buches zu verweisen. Darin wird auf der Basis der lösungsorientierten Gesprächsführung nach Steve de Shazer ein detailliertes Selbsthilfeprogramm für Betroffene angeboten, welches auch für Therapeuten und Berater bestens anzuwenden ist.

Phase I – Probleme haben nur die andern

Stichworte: Angehörige, Ehe- oder Lebenspartner kritisieren das Spielverhalten, machen sich Sorgen und sehen das Unheil kommen. Sie drängen darauf, dass die betroffene Person ihr problembehaftetes oder pathologisches Spielverhalten ändert. Sie schämen sich für das Verhalten des Angehörigen und versuchen ihn zu kontrollieren. Kritik wird von der betroffenen Person abgelehnt. Das Spielverhalten wird von ihr nicht als problematisch angesehen. Drittpersonen wenden sich ab oder versuchen immer wieder (oft mit finanzieller Unterstützung), Schlimmeres zu verhindern.

Stellen Sie sich vor, Sie spielen leidenschaftlich und oft über Ihre finanziellen Verhältnisse hinaus. Sie machen Schulden und/oder erschleichen sich Geld mit unlauteren Mitteln. Beziehungen gehen in die Brüche und der Arbeitsplatz geht verloren. Trotzdem empfinden Sie Ihren Umgang mit dem Glücksspiel nicht als problematisch, da es auch immer wieder Gewinnphasen gibt. Sie werden von Drittpersonen für Ihr Spielen kritisiert und erhalten Vorwürfe. Diese Vorwürfe ärgern Sie. Sie sind der Meinung, die Probleme würden von Angehörigen oder anderen Drittpersonen übertrieben. Sie glauben, dass nicht Sie, sondern die andern ein Problem haben. Durch diese angespannte Situation ziehen Sie sich noch mehr von Ihrer Umgebung zurück, da Sie die andauernden Auseinandersetzungen wegen des Spielens nicht mehr erdulden wollen. Sie versuchen Ihr Spielen zu vertuschen. Teilweise gelingt es Ihnen, teilweise nicht. Aufkeimende Schuldgefühle verdrängen oder überspielen Sie und Folgeprobleme ignorieren oder beschönigen Sie durch Vortäuschen falscher Tatsachen.

Fallbeispiel

Vorwürfe von Drittpersonen und die Sichtweise des Spielenden

Als Klient S. in die Beratung kam, war er 38 Jahre alt, ohne Arbeit und feste Beziehung. Er hatte 150000 Franken Schulden und lebte nach seinem Wohnungsverlust wieder bei seinen Eltern. Er erzählte, dass seine Eltern ihm in jungen Jahren wegen seiner Casinobesuche immer wieder vorgeworfen hätten, er könne mit Geld nicht umgehen. Sie hätten ihn andauernd angehalten zu sparen und sein Leben in geregelte Bahnen zu lenken. Diese Erwartungen und Anliegen habe er zu jenem Zeitpunkt überhaupt nicht akzeptieren können. Er habe sich gegen die Vorwürfe gewehrt und fortlaufend beteuert, dass er seine Finanzen sehr wohl im Griff habe. Weiter erzählte er, dass er zum Umgang mit Geld grundsätzlich eine andere Auffassung als seine Eltern gehabt habe und sein Leben habe geniessen wollen. Er habe keinen einzigen Gedanken daran verschwendet, fürs Alter zu sparen.

Zwar habe es auf Grund des Spielens wiederkehrende Schulden und finanzielle Engpässe gegeben, jedoch habe er dies nicht als problematisch angesehen, zumal ihm seine Eltern auch regelmässig aus der Klemme geholfen hätten. Auch spätere Einwände von Freundinnen oder Arbeitgebern bezüglich seiner Spielgewohnheiten habe er stets ignoriert oder verharmlost. Erst viel später und als die Probleme immer grösser wurden, sei in ihm langsam der Gedanke gereift, dass etwas mit seinem Spielverhalten nicht stimme.

Analyse I

Kritik anzunehmen fällt sehr vielen Menschen schwer. Vor allem, wenn es sich um negative Kritik handelt. Das ist für Menschen mit einem glücksspielsüchtigen Verhalten nicht anders oder wegen unterschwelliger Schuldgefühle gar noch stärker. Wir erkennen dies deutlich an obigem Beispiel: Der Klient konnte die Einwände und Beteuerungen seiner Eltern und anderer Drittpersonen gegenüber seinem Spielverhalten nicht annehmen, obwohl diese berechtigt und durchwegs wohlwollend waren.

Er sah sein Spielverhalten nicht als problematisch an und war zu jenem Zeitpunkt nicht bereit, sich mit seinem Spielverhalten und den Folgeproblemen (Schulden, Absenzen am Arbeitsplatz, Beziehungskonflikte) auseinanderzusetzen. Für ihn gab es zu jenem Zeitpunkt keinerlei Handlungsbedarf bezüglich seines Umgangs mit dem Glücksspiel. Im Gegenteil: Er wertete sein Verhalten positiv und hatte es zu seinem Lebensstil erklärt. Glücksspiele bedeuteten für ihn Spass und Lebensgenuss, wie auch ein Abgrenzen zur Lebenswelt seiner Eltern. Wieso also sollte er etwas ändern, das in seinen Augen Sinn ergab und für ihn funktionierte?

Verhaltensmuster sind festgefahren und Rollen definiert

Der Klient erzählt in der Folge, dass es zwischen ihm und seinen Eltern immer wieder zu heftigen Streitereien gekommen sei, welche nicht selten mit Wutausbrüchen des Vaters und seiner selbst geendet hätten. Seine Mutter habe zumeist dazwischengestanden und zu beschwichtigen versucht.

Auslöser der Streitereien sei vor allem das Geld gewesen, welches er trotz der häufigen Konflikte immer wieder von seinen Eltern erhalten habe. Diese hätten gehofft, er würde mit dem Geld seine Spielschulden tilgen und durch ihre Hilfe sein selbstzerstörerisches Verhalten aufgeben. Zwar habe er das Geld tatsächlich zur Begleichung von Spielschulden verwendet, aber auch, um weiterzuspielen. So sei es gekommen, dass er die Schulden bei seinen Eltern nie zurückzahlen konnte und er sie permanent auf später vertröstete.

Auf meine Frage, wie er diese Situation für sich erlebt habe, antwortete er, dass er diese teilweise als Belastung empfand. Gleichzeitig habe ihm das Geld der Eltern aber finanzielle Entlastung verschafft.

So kam es, dass der Klient mehr als acht Jahre regelmässig und oft exzessiv weiterspielte und die Geldspielautomaten im Zentrum seines Lebens standen.

Analyse II

Betrachten wir als Erstes das Verhalten der Eltern, können wir zweierlei feststellen: Weder die vielen Streitereien noch die finanziellen Hilfestellungen der Eltern bewirkten eine Veränderung des süchtigen Verhaltens des Sohnes. Im Gegenteil: Durch die finanziellen Zustupfe wurde der Sohn in seiner Ansicht bestätigt, keine gravierenden Geldprobleme zu haben. Der Sohn konnte also auf die Unterstützung der Eltern bauen und auf seiner Sicht der Dinge beharren. Aber auch die Eltern wurden durch das unveränderte Verhalten ihres Sohnes in ihrer Meinung bekräftigt, dass ihr Sohn weder mit Geld umgehen könne noch sein Leben im Griff habe.

Weil weder die Eltern noch der Sohn von ihren Verhaltensweisen abwichen, verfestigten sich die Verhaltensmuster und die Rollen. Eltern und Sohn waren in ihnen „gefangen" und das Karussell ihrer Auseinandersetzungen und der Glücksspielsucht drehte sich immer wieder.

Ein Kreislauf, der oft zu beobachten und in dieser Phase als typisch zu bezeichnen ist: Die eine Person, in unserem Fall die Eltern, will die andere Person (ihren Sohn) überzeugen und verändern. Die andere, betroffene Person (der Sohn) wehrt sich dagegen. Die Folge: Je mehr die eine Person das eine tut, desto mehr tut die andere Person das andere.

Eine solche Beziehungsdynamik kann über Jahre oder gar Jahrzehnte bestehen bleiben. Ich habe Paar- oder Eltern-Kind-Beziehungen erlebt, bei denen sich bis ins hohe Alter bezüglich der Glücksspielsucht kaum etwas veränderte und die Suchtproblematik mit all ihren nicht gehaltenen Versprechungen, wiederkehrenden Vorwürfen und Streitereien sozusagen zur Beziehung gehörte.

Diese Beziehungen waren trotz der vielen Belastungen und grossen Probleme in sich oft sehr stabil. Eine Trennung oder Scheidung kam für diese Paare nicht in Frage, was auch immer die Gründe dafür waren: ob Sorge um den spielenden Partner/Angehörigen oder wirtschaftliche Belange. Es scheint so, als würde die Glücksspielsucht diesen Beziehungen ein Leben einhauchen, welches durch Versöhnung und wiederkehrende Hoffnung auf Besserung schicksalhaft verknüpft ist.

Kontrolle ausüben, eine andere typische Verhaltensweise

Eine weitere typische Verhaltensweise von Drittpersonen in dieser Phase ist die Auseinandersetzung um die *Macht über das Geld.* Diese Auseinandersetzung mündet oft in einen Teufelskreis, in dem beide Partner verstrickt sind.

Der nichtspielende Partner versucht dabei durch die Kontrolle des Geldes Einfluss auf das Spielverhalten des spielenden Partners zu nehmen, indem er das Geld verwaltet, die Vollmacht über das Bankkonto hat, die Rechnungen begleicht, den Lebensunterhalt budgetiert und dem Partner jeweils einen bestimmten Betrag als Taschengeld auszahlt.

Dieser wiederum, von seiner Sucht zum Spielen getrieben, umgeht diese Kontrolle. Beispielsweise werden beim Arbeitgeber Vorschüsse bezogen oder es wird in die Haushaltskasse gegriffen. Als Reaktion darauf intensiviert der kontrollierende Partner sein Kontrollverhalten, worauf der spielende Partner wiederum seine Strategien zur Geldbeschaffung ausbaut.

Manchmal jedoch kann trotz der grossen Belastung für die Beziehung ein solches Verhaltensmuster auch seine positiven Seiten haben und den finanziellen Schaden in Grenzen halten – vor allem dann, wenn der nichtspielende Partner erwerbstätig ist und mit seinem Einkommen Defizite ausgleicht und/oder der spielende Partner tatsächlich versucht, sein „Schuldenmachen“ und Spielen in Schranken zu halten. Dennoch kann auch dieses Beziehungsmuster zu einem Dauerbrenner werden, ohne dass sich an der Glücksspielsucht etwas ändert.

Fassen wir einige typische Punkte dieser ersten Phase von Veränderungsprozessen zusammen:

Phase 1: Probleme haben nur die andern
• Aussenstehende Personen erkennen das Problem der Glücksspielsucht oft als Erste. Sie sprechen die betroffene Person darauf an. • Die betroffene Person nimmt die Kritik und Hinweise Dritter an ihrem problematischen Spielverhalten nicht an. Sie zählt ihr problematisches Spielverhalten zu ihrem Lebensstil und macht sich kaum kritische Gedanken dazu. • Gut gemeinte Hilfe von Drittpersonen verfestigt oft die Glücksspielsucht. Die Verhaltensweisen aller von einer Glücksspielsucht betroffenen Personen beeinflussen sich gegenseitig.

Therapeutische und beraterische Inhalte in Phase 1

In dieser Phase kommen oft Angehörige oder andere Drittpersonen in die Beratung. Ihr Anliegen ist zumeist, Hilfe zu erhalten, um das Spielverhalten des Betroffenen zu verändern. Die Unterstützung bei diesem Auftrag ist nicht immer einfach, besonders dann nicht, wenn Angehörige oder Drittpersonen ihr eigenes Verhalten nicht in Frage stellen.

Bei einer solchen beraterischen Ausgangslage kann es sinnvoll sein, zusammen mit der Klientin nach Situationen zu suchen, in denen die abhängige Person nicht oder nur wenig spielt. Werden in der Folge solche Situationen benannt, ist es wichtig, die genauen Umstände und vor allem das Verhalten der Drittperson in diesen Situationen zu eruieren, da es auf diese Weise möglich ist, Verhaltensweisen der Drittperson zu erkennen, welche mit grosser Wahrscheinlichkeit einen positiven Einfluss auf das Spielverhalten der abhängigen Person haben. Diese Verhaltensweisen gilt es vom Berater zu verstärken.

Anders sieht die Ausgangslage aus, wenn Betroffene in dieser Phase zur Beratung kommen, was eher selten der Fall ist, und wenn doch, dann zumeist auf Grund äusseren Druckes. Das heisst, sie sehen für sich wenig oder gar keinen Handlungsbedarf, etwas an ihrem Spielverhalten zu ändern. In der Beratung zeigen sie sich wenig einsichtig oder bagatellisieren das Problem und schieben die „Schuld" anderen zu. Das Arbeiten an Veränderungen ist dabei kaum möglich, da die nötige Motivation bei einer solchen Sicht der Dinge oft fehlt.

Von der Therapeutin oder dem Berater braucht es in solchen Situationen viel Fingerspitzengefühl, um überhaupt Zugang zum Klienten zu finden. Eine akzeptierende Haltung gegenüber den „Widerständen" des Klienten, d.h. seine Sichtweise der Dinge anzuerkennen und diese auch in Worten zu reflektieren, kann dabei beziehungsfördernd sein.

Resultiert daraus eine gewisse Kooperationsbereitschaft von Seiten des Klienten, können auch kritische Fragen gestellt werden, wie etwa: Was glauben Sie, warum andere Personen Ihr Spielverhalten als problematisch bezeichnen? Was glauben Sie, was Sie tun müssten, dass eine andere Person nichts an Ihrem Spielverhalten aussetzen würde? Solche zirkulären

Fragestellungen fordern den Klienten auf, sich mit seiner eigenen Situation kritisch auseinanderzusetzen, ohne dass er sich vom Berater oder der Therapeutin „angegriffen“ fühlen muss.

Bei einem fortgeschrittenen Vertrauensverhältnis kann auch eine konfrontative Haltung des Therapeuten wirksam sein, indem er z.B. mit klaren Worten das Spielverhalten des Klienten spiegelt und das Problemverhalten und die Folgeprobleme klar benennt.

Ist der Klient bereit, sich auf die Kritik seines Spielverhaltens einzulassen, dann kann dies ein erster Schritt zu einem Arbeitsbündnis und einer Problemeinsicht sein. Wenn nicht, sollte die Therapeutin keine weitere Konfrontation provozieren, da sich der Klient mit grosser Wahrscheinlichkeit zurückzieht und somit keine Kooperation erzeugt werden kann. In diesem Falle ist das bereits beschriebene „Mitgehen“ angezeigt.

Folgende Punkte bei der Arbeit in Phase 1 sind zu beachten:

- Keine Veränderungen anstreben (ausser Klient formuliert Veränderungswunsch)
- Anerkennende Haltung gegenüber der Sichtweise des Klienten (Mitgehen)
- Angemessene Konfrontation mit Fakten
- Beratungsangebot machen, aber nicht drängen
- Termingestaltung dem Klienten überlassen
- Bei Klienten mit einer behördlichen oder gerichtlichen Auflage Beratungssetting festlegen und Berichterstattung transparent machen

Phase 2 – Jetzt muss etwas geschehen

Stichworte: Die Probleme wachsen über den Kopf: Verlust der Arbeitsstelle, Betreibungen, Trennungen, Scheidungen, kein Geld mehr für den Lebensunterhalt und zum Weiterspielen; Kriminalität und soziale Isolation. Die spielende Person empfindet ihr Spielverhalten immer mehr als Problem. Sie beginnt sich einzugestehen, dass sie das Glücksspiel nicht mehr im Griff hat und dass die kritischen Bemerkungen von Angehörigen und Drittpersonen ihre Berechtigung haben. Die betroffene Person fühlt sich psychisch überfordert, aber auch zum Handeln gezwungen.

Stellen Sie sich vor, wie Ihnen das Leben entgleitet. Sie schämen sich dafür und haben Schuldgefühle. Sie versuchen Ihr Spielen in den Griff zu bekommen. Manchmal gelingt es Ihnen, dann wieder nicht. Sie beginnen sich über Ihr Spielverhalten Gedanken zu machen und sich darüber zu informieren. Es entsteht das Bedürfnis, am Spielverhalten etwas zu ändern.

Fallbeispiel

Die Angst vor dem Aufhören und der Wunsch nach Veränderung

Nachdem der Klient erzählt hatte, wie es zum Suchtverhalten gekommen war, berichtete er darüber, dass er mit der Zeit immer öfter dachte, dass mit seinem Spielverhalten etwas nicht stimme. Dieser Gedanke habe sich zunehmend in seinem Kopf festgesetzt, bis er begonnen habe, sich mit seinem Spielverhalten auseinanderzusetzen.

Er berichtete, dass er Bücher gekauft und zum Thema im Internet recherchiert habe. Beim Lesen der Berichte und Texte habe er sein eigenes Verhalten gespiegelt gesehen. Er habe erfahren, wie auch andere den ganzen Tag im Spielcasino vor dem Geldspielautomaten sitzen und ihr ganzes Geld verlieren würden.

Er berichtete weiter, dass ihn vor allem Bücher über die Glücksspielsucht und Berichte von betroffenen Menschen sehr beeindruckt und in ihm die unterschiedlichsten Gedanken und Gefühle ausgelöst hätten. „Bin ich wirklich auch so?", habe er sich gefragt. „Nein, das kann doch nicht sein, bei mir ist es nicht so schlimm!", sei seine Antwort auf seine an sich selbst gerichtete Frage gewesen.

Während dieses Prozesses seien in ihm immer mehr Scham- und Schuldgefühle hochgekommen. In der Folge habe er diese Gedanken und seine unguten Gefühle zu verdrängen versucht. Auf die Dauer sei ihm dies aber immer weniger gelungen. Er habe gespürt, „dass es so nicht weitergehen kann". Dabei sei zwischen dem Drang zu spielen und dem aufkeimenden Wunsch, mit Spielen aufzuhören, ein innerer Kampf entstanden. Dies habe dazu geführt, dass er versucht habe, auf unterschiedlichste Weise sein Spielverhalten zu kontrollieren. So habe er probiert, nur mit beschränkten Mitteln zu spielen oder nur noch während einer bestimmten Zeit ins Spielcasino zu gehen. Doch beide Versuche hätten längerfristig keinen Erfolg gebracht. Im Gegenteil, seine innere Zerrissenheit habe stets zugenommen. In solchen Momenten habe sich der Gedanke des Aufhörens wie ein Messer in seinen Kopf gebohrt und das Ende allen Spielens sei ihm dabei wie eine Erlösung erschienen.

Weiter berichtete er, dass er zu jener Zeit vor dem Gedanken an das Aufhören auch Angst gehabt habe. Unüberwindbare Hürden hätten sich vor ihm aufgebaut: Wie sollte er all die Folgeprobleme des Spielens lösen? Wie sollte er seinen Gläubigern erklären, dass er seine Schulden nicht zurückzahlen könne? Was sollte er mit seinen Lügengeschichten machen, bei denen er oft selber nicht mehr wusste, was Wahrheit war und was nicht? Wie sollte er dem Partner oder den Familienangehörigen erklären, dass er glücksspielsüchtig sei? Was, wenn seine Delikte bekannt wurden?

Tausende von Fragen seien ihm durch den Kopf geschossen und er habe festgestellt, dass all diese Fragen ihn förmlich erdrückten. Er sei der Verzweiflung nahe gewesen und habe sich ernsthaft gefragt, wie er all dies schaffen solle.

Analyse I
Wie wir erkennen, hat die Auseinandersetzung mit dem süchtigem Spielverhalten und den Folgeproblemen den Klienten in seinen Emotionen und seinem Denken in grosse Widersprüche versetzt.

Die Zerrissenheit zwischen dem Wunsch, das Spielen ein für allemal zu beenden, und die Angst vor der Auseinandersetzung mit der Realität lösten bei ihm Ungewissheit und Unsicherheit aus. Er fühlte sich überfordert und Antworten nach Lösungsmöglichkeiten fehlten ihm. Hoffnungslosigkeit machte sich breit.

Dieser Umstand war für ihn schwierig zu ertragen und er wusste kaum, wie damit umzugehen.

Dennoch hat für den Klienten mit der Feststellung, dass „etwas nicht stimme", eine *neue Einsicht und Denkweise* begonnen. Er machte sich erstmals kritische Gedanken zu seinem Spielverhalten und begann dieses in Frage zu stellen. Er liess sich auf seine kritische *innere Stimme* ein und war bereit, diese *wahrzunehmen.*

Die Fragen, wie es weitergehen oder was er tun solle, durchbrachen dabei sein spielsuchttypisches Denken, wie z.B. Probleme nur mit Spielen, sprich Gewinnen lösen zu können oder zu wollen. Sie zeigten ihm in diesem Moment eine Richtung an, bei der es *neue Lösungen* für die Probleme *brauchen* würde. Dieser Punkt bedeutet eine *Schwelle zur Veränderung,* birgt aber auch die Gefahr in sich, exzessiv weiterzuspielen oder gar auf Grund der erlebten Ausweglosigkeit Suizid zu begehen. Eine schwierige Phase also.

Das Eingeständnis Hilfe zu brauchen und der Umgang mit der sozialen Isolation

Nach der Aufzählung all seiner unbeantworteten Fragen berichtete der Klient weiter, dass er bemerkt habe, wie einsam er geworden sei. Er berichtete, dass er keine Freunde mehr hatte und mit vielen ihm nahestehenden Personen im Streit lag. Auch seine Eltern hätten ihm nichts mehr geglaubt, obwohl es auch Phasen gegeben habe, in denen er über längere

Zeit nicht gespielt habe. Dieses Misstrauen seiner Eltern habe ihn stark belastet, da sie versucht hätten, ihn auch während dieser Zeiten permanent zu kontrollieren, und da sie über jeden Schritt, den er ausser Hause tat, orientiert sein wollten. „Und dies in einer Zeit, als ich bereits 35 Jahre alt gewesen bin", meinte er mit einem vorwurfsvollen Unterton in seiner Stimme. Manchmal sei es in solchen Situationen dazu gekommen, dass er aus Trotz wieder begonnen habe zu spielen.

Weiter berichtete er, dass die Eltern in der Zwischenzeit ihre finanziellen Zustupfe eingestellt hätten und er seine finanziellen Löcher so nicht mehr stopfen konnte. Dieser Umstand habe dazu geführt, dass er sich vermehrt in einer Sackgasse gefühlt und sich wegen seines Tuns an die eigene Nase gefasst habe. Es sei so der Moment gekommen, dass er sich nach Hilfsangeboten umgeschaut habe und schliesslich in die Beratung gekommen sei.

Dabei erinnerte er sich an die Worte seiner Eltern und meinte anerkennend: „Wissen Sie, eigentlich hatten meine Eltern bereits zu Beginn meiner Glücksspielsucht recht. Ich hatte mein Geld und das Glücksspiel wirklich nicht im Griff."

Analyse II

Durch die Verluste von wichtigen Bezugspersonen war der Klient in eine soziale Isolation und Einsamkeit geraten. Seine Glaubwürdigkeit war verloren gegangen und somit auch das Vertrauen ihm gegenüber.

Dies spiegelte sich unter anderem im Verhalten der Eltern wider, welche weiterhin, getrieben von Misstrauen und Angst, über das Leben ihres Sohnes Bescheid wissen wollten, auch in Phasen der Spielabstinenz. Zu schlecht waren die Erfahrungen aus der Vergangenheit, in denen solche Abschnitte nie lange angedauert hatten. Für die Eltern waren diese Phasen wie die Ruhe vor dem Sturm. Dass dieses Misstrauen seine Berechtigung hatte, zeigte der Sohn mit seiner Trotzreaktion wieder zu spielen.

Auf diese Weise gelang es ihm weder, gegenüber seinen Eltern Vertrauen aufzubauen, noch änderte sich etwas an der Glücksspielsucht und seinen negativen Gefühlen gegenüber den Eltern und sich selbst. Aber auch das Kontrollverhalten der Eltern hatte keinen positiven Einfluss auf das Suchtverhalten ihres Sohnes. Erst als die Eltern ihre finanzielle Unterstützung einstellten, bewog dies ihren Sohn, über seine missliche Lage nachzudenken.

Fassen wir die wichtigsten Punkte dieser Phase zusammen:

Phase 2 – Jetzt muss etwas geschehen
• Die betroffene Person setzt sich mit ihrem problematischen/süchtigen Spielverhalten auseinander und (an)erkennt es als Problem. • Die betroffene Person fühlt sich in ihrer Lebenssituation überfordert und fragt sich: Was soll ich tun? • Die betroffene Person spürt ihre Zerrissenheit zwischen dem Drang zu spielen und dem Wunsch aufzuhören. Sie versucht, Einfluss auf ihr Spielverhalten zu nehmen. Erste Veränderungen zeichnen sich ab. • Angehörige und Drittpersonen stehen oft vor denselben Fragen: Wie weiter? Was sollen wir tun? Wie können wir am besten helfen? Wann ist welche (gut gemeinte) Hilfe kontraproduktiv?

Beraterische und therapeutische Inhalte der Phase 2

Oft kommen Klientinnen in dieser Phase erstmals in die Beratung. Sie haben das Spielverhalten als problematisch erkannt und leiden darunter. Trotzdem besteht bei vielen noch keine eindeutige Motivation für Veränderungen. Diese Tatsache ist vor allem durch den beschriebenen Ambivalenzkonflikt geprägt, welcher sich auch in der Therapiebereitschaft zeigt. Die Glücksspielsucht ist in dieser Phase oft noch akut oder häufige

Rückfälle bestimmen den Lebensalltag. Dadurch kommt es gehäuft zu Beratungsunterbrüchen oder -abbrüchen.

Diese hin und her wogende Dynamik erfordert beim Therapeuten oder der Beraterin eine offene Haltung gegenüber der Unentschlossenheit des Klienten. Direktive Vorgehensweisen im Sinne von Ratschlägen können Beratungsabbrüche provozieren und sind nur dann einzusetzen, wenn sie vom Klienten als konkrete Schritte zur Problemlösung angesehen werden.

Grundsätzlich kann trotz der schwierigen Ausgangslage davon ausgegangen werden, dass ein Beratungsbeginn vielversprechend sein kann, zumal der Ambivalenzkonflikt auch von Handlungsbedarf geprägt ist.

Die Not des Klienten ist ernst zu nehmen und seine offnen Fragen sind von zentraler Bedeutung. Sie dienen der Auftragsklärung und dem Festlegen erster Therapie- und Beratungsziele.

Folgende Arbeitsinhalte sind zu gewichten:

- Identifizieren und Definieren des Problems, einschliesslich der Folgeprobleme
- Erste Zieldefinitionen (Therapie- und Beratungsplanung)
- Arbeit am Ambivalenzkonflikt (z.B. Auflistung von Vor- und Nachteilen einer Spielabstinenz oder eines kontrollierten Spielens)
- Arbeit an einem Beratungsbündnis (Auftragsklärung, Setting festlegen)
- Aufzeigen gangbarer Wege (bei Kooperationsbereitschaft)

Phase 3 – Ziele und Wege erkennen

Stichworte: Der Wunsch, mit dem Spielen aufzuhören, wird zentral. Es werden Ideen entwickelt, wie das gelingen könnte. Die Schulden werden benannt, erste Probleme angegangen. Es wird abgewogen, ob und wie wichtige Bezugspersonen informiert und bei Lösungsmöglichkeiten miteinbezogen werden. Trotz all dieser Bemühungen läuft nicht immer alles so wie gewünscht.

Stellen Sie sich vor, Sie sind Familienvater oder -mutter und Sie fragen sich, wie Sie all die Abwesenheiten und Unregelmässigkeiten gegenüber Ihren Kindern und Ihrem Partner/Ihrer Partnerin rechtfertigen sollen; was Sie tun können, damit wieder eine tragbare Beziehung hergestellt werden kann. Sie fragen sich auch, wie Sie gegenüber anderen Angehörigen oder Drittpersonen das Geschehene gutmachen können; was Sie tun sollen, damit wieder Vertrauen aufgebaut werden kann. Sie überlegen sich, wie Sie Ihre Schulden zurückzahlen könnten und wie Sie mit Ihrem Spieldrang umgehen sollen.

Fallbeispiel

Die Probleme auf den Tisch legen und der Blick nach vorne

Wenn Probleme einem Menschen über den Kopf wachsen, ist es für diesen nicht einfach zu wissen und zu entscheiden, was als Erstes zu tun ist. So ist es auch Klient M. aus der Beratung ergangen.

Durch seine Recherchen im Internet hatte er von der Beratungsstelle und der geleiteten Selbsthilfegruppe erfahren. Nach langem Abwägen nahm er mit mir per E-Mail Kontakt auf. Nach einem kurzen Mailkontakt ist er in die Beratung gekommen.

Klient M. war ein aufgeschlossener, beruflich erfolgreicher und gefestigter Mann mittleren Alters. Er lebte in einer festen Beziehung mit einer Partnerin, die ebenfalls berufstätig war und zwei Töchter aus erster Ehe mitbrachte. Die Paarbeziehung war durch seine regelmässigen Spielexzesse am Geldspielautomaten stark belastet. Schwer wog vor allem der Umstand, dass er wegen seiner grossen Verluste nicht mehr die nötigen finanziellen Mittel besass, um gemeinsame Ferien zu machen oder geplante Anschaffungen zu tätigen.

Diese Situation behagte ihm überhaupt nicht. Sein Ziel war es, weiteren Schaden zu verhindern und nicht völlig in die Schuldenfalle zu tappen. Deshalb wollte er mit dem Glücksspiel aufhören.

Zu Beginn des Beratungsgespräches erzählte der Klient nur zögerlich. Nachdem er sich aber in seinem Problem und Anliegen verstanden fühlte, öffnete sich der Klient immer mehr und berichtete eingehend von seinen Spielgewohnheiten und den damit verbundenen Verlusten.

Beim Fortgang der Beratung veränderten sich die Gesprächsinhalte immer mehr und wir begannen über seine Lebensziele, Wünsche und Träume zu sprechen. Dabei fragte ich ihn, *wie sein Leben wohl aussehen würde, wenn er nicht mehr spielen ginge.*

Die Frage irritierte den Klienten und er schaute mich ratlos an. Es gelang ihm nicht auf Anhieb, auf diese schwierige Frage einzugehen. Ich wiederholte die Frage und ermutigte ihn, darüber nachzudenken und zu erzählen, was ihm dazu in den Sinn komme.

Nach mehrmaligem Nachhaken nahm er die Spur auf. Er erzählte, dass er dann eine Harley-Davidson besitzen würde, mit der er, alleine oder mit Kollegen, längere Ausfahrten machen würde. Das wäre ein Hobby, meinte er, welches ihn faszinierte. Genau so wie früher der Sport, den er aus gesundheitlichen Gründen nicht mehr ausüben könne.

Ich fragte weiter: Was wäre sonst noch anders? Er meinte, dass er wieder besser schlafen würde und auch gegenüber seiner Lebenspartnerin weniger gestresst wäre.

Ich fragte ihn, woran seine Partnerin es merken würde, dass er weniger gestresst wäre. Er meinte, dass er ihr wieder mehr zuhören und sie wieder einmal zum Essen einladen würde.

Plötzlich kam es immer schneller aus ihm heraus: Er würde mehr Geld in der Tasche haben, würde mit Kollegen abmachen oder ins Kino gehen. Selbstverständlich könne er dann seine Schulden zurückzahlen und würde dann Ferien in den Bergen machen. Und überhaupt glaube er, dass er dann bei einer anderen Firma arbeiten würde und es ihm allgemein viel besser ginge.

Während er sprach, schrieb ich seine Antworten auf einen Flipchartbogen auf. Ich wollte, dass sie im Strudel der Veränderung und in der immer noch vorherrschenden Dominanz der Glücksspielsucht nicht verloren gingen.

Am Ende unseres Gespräches gingen wir die Notizen nochmals durch und ich ermutigte ihn, sich die Zusammenstellung aufzuschreiben und die Liste seiner Wünsche und Ideen mit nach Hause zu nehmen, damit sie für ihn auch ausserhalb des Beratungssettings zugänglich blieben.

Analyse I

Mit dem Gang zur Beratungsstelle stellte sich der Klient seinem Bedürfnis, etwas zu verändern, und legte erstmals seine Glücksspielsucht offen auf den Tisch. Wie sich aus dem zögerlichen Einstieg ins Gespräch schliessen lässt, war dieser Schritt für ihn einerseits schwierig, andererseits scheint er ihn entlastet zu haben, worauf sein späterer Rededrang hindeutet. Wie wir weiter erkennen können, ging es im ersten Teil des Gespräches vor allem um sein Spielverhalten. Es war für ihn wichtig, darüber ausführlich berichten zu können, ohne gleich belehrt oder „verurteilt" zu werden.

Im zweiten Teil des Gespräches ging es dann um Fragen nach der *Zukunft* und mögliche *Lebensziele*. Wie bereits erwähnt, fiel es ihm sichtlich schwer, darauf einzugehen und Antworten zu finden. Als ihm dies nach einiger Zeit jedoch gelang, schuf er sich mit seinen Antworten einen Lebensentwurf, bei dem die Glücksspielsucht und die damit verbundenen Folgeprobleme keine Rolle mehr spielten.

Dieser Umstand ist in dreierlei Hinsicht bemerkenswert: Erstens fand der Klient damit einen Zugang zu seinen Bedürfnissen und Visionen, welche bekanntlich auf Grund des Suchtverhaltens verschüttet waren. Zweitens gelang es ihm, aus der Spirale von Selbstvorwürfen und der

Suche nach den Ursachen der Glücksspielsucht auszubrechen. Drittens entwickelte er Ideen darüber, was er statt des Spielens tun könnte. Er erschuf sich so ein Repertoire, auf das er zur Bewältigung seiner Glücksspielsucht zurückgreifen kann.

Anmerkungen

Selbstverständlich hat jede Person andere Bedürfnisse und Wünsche. Trotzdem mag die Suche danach etwas Gemeinsames für die Menschen haben: Sie führt zu möglichen Zielen hin und somit auch weg von der psychischen Belastung, welche die dauernde Auseinandersetzung mit der Glücksspielsucht verursacht. Dazu kommt, dass Ziele, Wünsche und Visionen bei den meisten Menschen positiv besetzt sind, so dass sie Kraft und Zuversicht vermitteln, auch wenn sie zu Beginn eines Veränderungsprozesses oft noch klein und zerbrechlich sind. In diesem Sinne sind sowohl das Reflektieren über Vergangenes als auch die Ausrichtung des Denkens auf Zukünftiges von besonderer Bedeutung.

Ein weiterer wichtiger Punkt in dieser Phase ist die Feststellung vieler Ratsuchender, dass *der Schritt, Hilfe von Drittpersonen anzunehmen oder sich zu öffnen,* eine Zäsur in ihrem Verhalten bezüglich des Glücksspiels bedeutet habe. Für viele war es das erste Mal, dass sie überhaupt über ihre Glücksspielsucht gesprochen haben und damit aus ihrem Doppelleben ausgebrochen sind.

Speziell Männer meinten, dass ihr Selbstbild, alles alleine lösen zu müssen sowie stark und unabhängig zu sein, für sie anfangs hinderlich war, um einen solchen Schritt zu wagen. Schafften sie diesen Schritt, dann sprachen sie über ihre Fehler, ihre Gedanken und ihre Gefühle sowie über ihre Stärken, Fähigkeiten und Wünsche.

Diese Öffnung Dritten gegenüber (vor allem in der Selbsthilfegruppe) habe ihnen aber auch ermöglicht, etwas über das Suchtverhalten anderer zu erfahren. Dadurch hätten sie erkannt, dass das Denken, Handeln und Fühlen in den Phasen des Spielens für viele ähnlich ist. Dies habe ihnen die Gewissheit gegeben, dass sie mit dem Erlebten nicht alleine seien und dass die einer Glücksspielsucht anhaftenden problematischen

Verhaltensweisen (siehe 3. Teil) eben zu dieser Sucht gehören würden. Dieser Umstand habe die Einschätzung ihrer selbst relativiert, nicht „normal“ zu sein.

Hilfe von Dritten anzunehmen und die Probleme auf den Tisch zu legen muss aber nicht nur bedeuten, zur Beratungsstelle zu gehen. Wie die nachfolgenden Beispiele zeigen, ist es für jeden Menschen unterschiedlich, gegenüber wem er sich öffnen kann und Vertrauen hat.

So erzählte ein etwa 30-jähriger Mann, wie er sich getraut habe, seine Glücksspielsucht seinen Eltern zu gestehen. Er berichtete, dass diese im ersten Moment völlig überrascht, ja geschockt gewesen seien und dass sie es kaum fassen konnten. Erst nach vielen offenen und klärenden Gesprächen hätten sie es akzeptiert und ihm Hilfe angeboten.

Ein anderer Klient berichtete, wie er seine Glücksspielsucht seiner Freundin gestand. Diese sei darauf von Gefühlen der Wut und Trauer durchflutet und zutiefst gekränkt gewesen. Ihre Beziehung stand in der Folge auf Messers Schneide und war durch ein tiefes Misstrauen geprägt. Beide Partner mussten an ihrer Beziehung hart arbeiten, damit sie wieder besser wurde.

Wieder ein anderer Klient gestand auf dem ansässigen Polizeiposten seine Delikte, die er im Zusammenhang mit der Glücksspielsucht begangen hatte. Dieses Geständnis habe ihn enorm entlastet und er habe danach nicht mehr andauernd Angst gehabt, die Polizei könnte jederzeit vor seiner Haustüre stehen.

Und wieder ein anderer Klient schrieb all seinen Gläubigern einen Brief, in dem er seine finanziellen Probleme eingestand. Gleichzeitig begab er sich zu einer Schuldenberatungsstelle, legte dort sein Problem mit dem Glücksspiel auf den Tisch und liess sich eine Einkommensverwaltung einrichten.

Der Ambivalenzkonflikt ist noch da, doch Veränderungen haben bereits begonnen

Doch kommen wir zum obigen Klienten M. zurück. Als wir über seine Wünsche und Visionen sprachen, riss der Faden plötzlich und der Klient machte sich Selbstvorwürfe bei dem Gedanken, wie viel Geld er in den letzten 15 Jahren verspielt hatte. Resignation und Hoffnungslosigkeit machten sich breit und er meinte: „Was will ich eigentlich? Eine Harley-Davidson kann ich mir eh nie leisten! Da kann ich ja gleich weiterspielen."

Ich fragte ihn, ob er sich solche Gedanken auch sonst mache. Er bejahte und meinte, dass er dann zumeist auch spielen gehen würde, obwohl er eigentlich gar nicht wolle. Das helfe ihm aber, sich von den belastenden Gedanken abzulenken. Auch hoffe er dabei, mit Gewinnen seine Probleme mildern oder gar lösen zu können.

Ich fragte ihn darauf, ob das immer so sei oder ob es auch Situationen gebe, in denen er nicht spielen gehe oder etwas von dem mache, was er mir vorher erzählt habe. Er erzählte, dass er einen guten Kollegen habe, welcher über sein Problem mit dem Glücksspiel Bescheid wisse. Mit ihm würde er manchmal ins Kino gehen. Das lenke ihn ab. Manchmal würden sie auch über seine Probleme sprechen, was ihn entlaste und dazu führe, dass er Anregungen und Ideen erhalte, wie er dem Drang zu spielen widerstehen könne.

Ich fragte ihn, was das für Ideen seien und wie er diese umsetze. Er berichtete, dass er in solchen Situationen bewusst nur wenig Geld mit zur Arbeit nehme und auch seine Kreditkarte zu Hause lasse. Diese Vorkehrungen würden helfen, da er nie mit weniger als 400 Franken in der Tasche spielen gehe. Weiter meinte er, dass es auch helfe, wenn er mit seinem Kollegen abmache, da er nach einem Treffen mit ihm nie spielen gehe.

Weiter berichtete er, dass es ihn stolz machen würde, wenn er sich dem Spieldrang widersetzen könne. Das würde ihm Auftrieb geben, auch weiter die Finger vom Glücksspiel zu lassen.

Ich fragte ihn an dieser Stelle, ob er es sich schon einmal überlegt habe, sich im Spielcasino sperren zu lassen. Er meinte, dass er sich dies schon oft überlegt habe, aber bis jetzt immer der Meinung gewesen sei, „es sollte auch so gehen". Ich bestärkte ihn, den Gedanken einer Spielsperre nicht ganz zu verdrängen, da ein solcher Schritt zum Erreichen der Spielabstinenz wichtig sein könnte.

Analyse II

Wie wir am Beispiel sehen, ist in der Phase „Ziele und Wege erkennen" der Konflikt zwischen dem Drang zu spielen und dem Wunsch aufzuhören sehr gross. Der Konflikt ist erstens vom Glauben an das Gewinnen und von der Abfuhr innerer Spannungen, zweitens von den bereits erlebten positiven Erfahrungen des Nicht-Spielens geprägt. Dabei hat der Klient bereits *unterschiedlichste Massnahmen getroffen*, um nicht zu spielen oder sein Spielverhalten unter Kontrolle zu halten. Einige dieser Versuche funktionierten sehr gut, obwohl sie noch nicht zu einer totalen Spielabstinenz geführt haben.

Als dritter Punkt ist sein Denken über eine Spielsperre zu erwähnen. In diesem Punkt ist er sich noch nicht schlüssig resp. der Gedanke, es „ohne zu schaffen", hinderte ihn daran, diesen Schritt in der aktuellen Situation zu tun.

Mitglieder aus der Selbsthilfegruppe sind gegenüber dem Hinauszögern einer Spielsperre eher skeptisch. Sie sind mehrheitlich der Auffassung, dass jemand, der diesen Schritt nicht tut, sich eine Hintertüre zum Spielen offenhält.

Aus beraterischer Sicht halte ich eine Spielsperre oft für hilfreich, aber nicht in jedem Fall für angezeigt. Es kommt vielmehr darauf an, wieweit eine Person die von ihr geplanten Veränderungen umsetzen kann resp. wieweit die Veränderungen für die Person (und für andere) eine Verbesserung der Situation darstellen.

In der Beratung und in der Gruppe wurden dabei folgende Verhaltensweisen zur Zielerreichung am meisten erwähnt:

- Einschlägige Orte meiden
- Nur wenig Geld bei sich tragen
- Kreditkarte zu Hause lassen/abgeben

- Sich gedanklich ablenken (z.B. mit Fernsehen, Sporttreiben oder Spazierengehen)
- Sich die Vorteile des Nicht-Spielens immer wieder vor Augen führen
- Sich die Nachteile (Folgeprobleme) des Spielens vor Augen führen
- Glücksspielsucht dem Arbeitgeber offenlegen
- Keine Lohnvorschüsse beziehen
- Schulden auflisten
- Schuldensanierung in die Wege leiten
- Budget für den Lebensbedarf erstellen

Da es in dieser Phase vor allem darum geht, Motive und allfällige Wege zum Ziel zu entwickeln, kann es sinnvoll sein, wenn die betroffene Person sich ihre Visionen, Ziele und mögliche Schritte dorthin aufschreibt, damit diese in schwierigen Situationen nicht verloren gehen. Der Grundgedanke dabei ist, für Ideen, Träume und Visionen Sorge zu tragen, gleich einer spriessenden Pflanze, deren wahre Grösse erst in der Zukunft sichtbar wird. Unser Klient z.B. hat einen Zettel mit sich getragen, auf dem er seine Ziele und Lebensvisionen aufgeschrieben hat. Diesen konnte er in schwierigen Situationen hervornehmen, um sich wieder auf seine eigentlichen Ziele zu fokussieren.

Ein anderer Klient hat alle ihm zugestossenen Folgeprobleme des Glücksspiels auf vielen Zetteln notiert. Diese hängte er zu Hause über seinem Bett an die Wand. Für ihn waren sie eine wichtige Gedankenstütze, um seinen eingeschlagenen Weg der Spielabstinenz einzuhalten.

Phase 3 – Ziele und Wege erkennen

- Die betroffene Person denkt über eine Zukunft ohne Glücksspielsucht nach. Sie setzt sich gedanklich mit möglichen Problemlösungen und einem neuen Lebensentwurf auseinander.
- Die betroffene Person stellt sich die Frage nach neuen Umgangsformen mit dem Glücksspiel. Sie setzt sich mit den Möglichkeiten der Spielabstinenz auseinander.
- Die betroffene Person beginnt Hilfe einzuholen.
- Die betroffene Person lässt sich in ihren ersten Veränderungsversuchen durch ihre Ziele und Visionen oder die Vergegenwärtigung negativer Konsequenzen der Glücksspielsucht leiten.

Beraterische und therapeutische Inhalte der Phase 3

Klienten in der Phase 3 sind offen für einen Veränderungsprozess. Sie lassen sich auf die Beratung ein und denken beim Therapieprozess mit. Für die Therapeutin stehen das Erarbeiten von Copingstrategien und das Erforschen persönlicher und sozialer Kompetenzen im Vordergrund. Diese sollten hervorgehoben werden, so dass sich der Klient seiner Ressourcen bewusst wird. Je mehr *Motive für Veränderungen* und *Ideen zu Problemlösungen* erarbeitet werden, umso grösser sind die Kraftquelle und die Palette seiner Auswahlmöglichkeiten zur Umsetzung.

Anzumerken ist, dass bei diesem Beratungsprozess die Lösungswege mit den erarbeiteten Beratungszielen verknüpft sein müssen und es noch nicht ausschliesslich darum geht, neue Wege auch umzusetzen. Hat der Klient jedoch erste Veränderungsschritte unternommen, dann gilt es diese zu würdigen und positiv zu bewerten. Denn ein positives Feedback fördert die Motivation des Klienten und gibt ihm Kraft, auf dem eingeschlagenen Weg weiterzumachen.

Dennoch gilt es nach wie vor, dem bestehenden Ambivalenzkonflikt Aufmerksamkeit zu schenken, zumal die Versuchung bestehen kann, vorliegende und neue Schwierigkeiten in gewohnter Art und Weise mit dem Glücksspiel „lösen“ zu wollen. Diesbezüglich sind nachfolgende Arbeitsschwerpunkte in der beraterischen Arbeit zu berücksichtigen:

- Motivationsarbeit
- Erarbeiten möglicher Ziele (Lebensziele und bezüglich des Umgangs mit dem Glücksspiel und dem Geld)
- Arbeit am Ambivalenzkonflikt
- Erforschen und Reflektieren glücksspielbedingter Glaubensmuster (Auflösung des magischen Denkens)
- Erarbeiten von Ideen zur Bewältigung von Konflikten und Folgeproblemen
- Auseinandersetzung mit Selbstschutzstrategien (Spielsperren, Vermeidungsstrategien etc.)

Phase 4 – Unterwegs sein

Stichworte: Die Folgeprobleme sind benannt und die Ziele festgelegt. Der Weg zur Zielerreichung wird eingeschlagen. Trotzdem tauchen immer wieder neue Schwierigkeiten auf, die neue Lösungen abverlangen. Ein Unterschied zu früher ist dabei, dass diese Probleme nicht mehr mit weiterem Spielen gelöst werden. Neue Verhaltensweisen der Problemlösung und der Lebensgestaltung nehmen stattdessen den Platz ein. Die so vorgenommenen Veränderungen haben Auswirkungen auf unterschiedliche Ebenen: das Freizeitverhalten, die Arbeitsstelle, die Finanzen, den

Bezug zum Geld oder das Verhalten innerhalb von Beziehungen. Fragen rund um Vertrauen und Verbindlichkeiten sowie der Schuldenregulierung und der Kontrolle des Suchtverhaltens sind dabei zentral. Nicht alles, was geschieht, entspricht dabei den eigenen Vorstellungen. So können bei manchen Beziehungen die Partnerschaft oder das Eheleben gekittet werden, bei anderen nicht, da diverse Kränkungen und Verletzungen den weiteren gemeinsamen Weg ausschliessen. Vieles verlangt eine Neuorientierung und wichtige Entscheidungen stehen ins Haus.

Stellen Sie sich vor, Sie sprechen mit Ihrem Ehe- oder Lebenspartner über Wege aus der Glücksspielsucht. Sie entscheiden sich gemeinsam, dass die Verwaltung des Geldes für den Lebensunterhalt neu geregelt wird. Sie versuchen in Zukunft, gegenüber anderen Menschen Versprechungen und Abmachungen einzuhalten. Ihnen ist klar, dass dies eine Voraussetzung ist, um Vertrauen wiederherzustellen. Sie beginnen Ihre Bedürfnisse in der Ehe oder beim Lebenspartner vermehrt einzubringen, statt alles Ungemach stillschweigend hinunterzuschlucken. Sie schützen sich vor dem (neuerlichen) Griff in die Geschäftskasse und lassen sich in der Firma versetzen, damit Sie nichts mehr mit Bargeld zu tun haben. Sie stellen ein Budget auf und sanieren Ihre Schulden (auch wenn es vielleicht nicht mehr möglich ist, alles während Ihrer Lebenszeit zurückzuzahlen). Sie lassen sich in den Spielcasinos sperren. Sie beginnen auf der Grundlage Ihrer finanzieller Möglichkeiten mit einem Hobby, kümmern sich um Ihre Familie und bauen sich einen neuen Bekanntenkreis auf.

Anmerkung

Wie Sie sehen, sind es grosse und schwierige Aufgaben, die gelöst werden wollen und sehr viel Zeit und Geduld beanspruchen. Oft verlaufen diese Prozesse, wie bereits erwähnt, über Monate und Jahre, so dass Veränderungen manchmal kaum wahrgenommen oder erst viel später bemerkt werden.

Fallbeispiele

Veränderungen haben Auswirkungen auf das Umfeld und wie die Arbeit an Beziehungsmustern neues Verhalten prägt

Klient B. war verheiratet, hatte zwei Kinder und arbeitete als kaufmännischer Angestellter in einem mittelgrossen Betrieb. Er war Automatenspieler und spielte in Gaststätten, als dies (in der Schweiz) noch möglich war. Weil auch seine Ehefrau berufstätig war, konnte sich die Familie trotz der finanziellen Folgeprobleme der Glücksspielsucht mehr schlecht als recht durchbringen. Die Beziehung hatte über all die Jahre stark gelitten und stand auf der Kippe. Das Vertrauen sank auf den Nullpunkt.

Als der Klient erstmals in die Beratung und in die Gruppe kam, hatte er bereits seit zwei Monaten nicht mehr gespielt. Das war bemerkenswert und provozierte die Frage, wie er das geschafft hatte.

Er berichtete, dass er sich entschieden habe, Gaststätten mit einem Geldspielautomaten zu meiden. Er gehe nur mehr selten dort hinein und wenn, dann nur mit sehr wenig Geld. Das sei für ihn hilfreich, da er erfahrungsgemäss mit wenig Geld nie gespielt habe. Er habe seine Glücksspielsucht auch seiner Frau gestanden, zumal diese seit geraumer Zeit ahnte, dass er glücksspielsüchtig gewesen sei. Bis zu jenem Zeitpunkt habe er dies immer abgestritten, da er befürchtete, seine Frau würde die Beziehung sofort auflösen. Zum Glück sei dies nach seinem Geständnis nicht geschehen. Im Gegenteil. Er fühle sich jetzt viel besser. Er sei trotz der wiederkehrenden Konflikte viel entspannter und nicht mehr so stark unter Druck. Zur Bereinigung der Beziehungsprobleme gehe er jetzt mit seiner Frau in eine Eheberatung. Dies tue ihnen beiden sehr gut.

In einer ersten Phase hätten sie viel über seine Motive zum Spielen gesprochen. Diese Gespräche hätten bei seiner Frau zwar ein gewisses Verständnis erzeugt, trotzdem seien die aktuellen Probleme damit nicht aus der Welt geschafft worden. Die Beziehung sei angespannt geblieben und das Vertrauen nach wie vor nicht wieder hergestellt. Bewegung in die Beziehungsproblematik sei erst gekommen, als sie beschlossen hätten, dass die gesamte Kontrolle der Finanzen in die Hände der Gattin übergehe. Die Konsequenz davon sei gewesen, dass sie zur Bank gegangen seien und all seine Konten aufgelöst hätten. Darauf hätten sie ein Konto eröffnet, für das nur seine Frau die Vollmacht habe. In der Folge seien beide Einkommen auf das eine Konto geflossen. Seine Ehefrau verwalte nun das Geld und sei für die Bezahlung der Rechnungen verantwortlich. Er selbst verfüge über ein Taschengeld, über dessen Verwendung er keine Rechenschaft ablegen müsse.

Er berichtete weiter, während der Eheberatung habe sich herausgestellt, dass die finanziellen Probleme nicht nur wegen seiner Glücksspielsucht entstanden waren, sondern durch seine Frau mitverursacht worden sind. Seine Frau habe oft mehr ausgegeben, als vorhanden war. Er habe am Anfang ihrer Beziehung seine Frau darauf angesprochen. Sie habe jedoch nichts davon wissen und sich auch nicht einschränken wollen. Dadurch habe er sich weder ernst genommen noch unterstützt gefühlt. Die ganze Verantwortung für die Finanzen habe auf seinen Schultern geruht, was ihn stark belastete, da er sich nie sicher sein konnte, dass das Geld bis Ende des Monats reichen würde. Durch die Neureglung der Finanzverwaltung sei auch die Verantwortung für die Finanzen neu verteilt worden, was ihn erheblich entlaste.

Die Beziehung habe sich in der Folge erheblich verbessert. Sie hätten eine Partnerschaft aufbauen können, die viel ausgeglichener geworden sei, obwohl sie beide in ihren Ansprüchen an den Lebensstandard oft unterschiedlicher Meinung seien. Jetzt schraube auch seine Frau ihre finanziellen Ansprüche zurück und gehe bewusster mit dem Geld um.

Bezug nehmend auf seine aktuelle Situation erzählte er weiter, dass er zurzeit immer weniger ans Spielen denke und auch wieder viel öfter mit der Familie etwas unternehme. Er freue sich an dieser Entwicklung, zumal der Weg sehr schwierig und mühsam gewesen sei und oft immer noch sei.

Auf meine Frage, was das Wesentliche für diese positiven Veränderungen gewesen sei, meinte er abschliessend: „Ich bin mir bewusst, dass ich vieles falsch gemacht habe und dass meine Familie unter meiner

Glücksspielsucht gelitten hat. Ich bin auch froh, dass meine Frau trotz allem zu mir gehalten hat. Ihre Standhaftigkeit hat mir sehr viel Kraft gegeben und mir geholfen, mein Suchtverhalten zu überwinden. Trotzdem hat auch meine Frau Fehler begangen. Umso wichtiger war es, dass auch ich meine Anliegen in die Beziehung eingebracht habe und dass diese ernst genommen wurden. Denn ich glaube, dass wir Spieler trotz unserer Fehler ein Recht haben, unsere Bedürfnisse einzufordern. Wir haben es geschafft, weil wir beide zu unseren Fehlern standen und gemeinsam nach Lösungen gesucht haben."

Analyse I

Wie bereits oben erwähnt, war auch für diesen Klienten das *Vermeiden* von Orten, an denen ein Geldspielautomat stand, eine wichtige Strategie, um sich vor dem abermaligen Spielen zu schützen. Wichtige Schutzfaktoren für ihn waren auch das Mitführen von wenig Bargeld und die Offenlegung seines Problems mit dem Glücksspiel.

Besonders auffallend jedoch ist, wie entlastend sich das *Bekenntnis* der Glücksspielsucht gegenüber der Ehefrau auf die Psyche des Klienten auswirkte. Dieser Schritt ermöglichte dem Paar erst die *Auseinandersetzung* mit ihrer Lebenssituation. Mit der Hilfe der Eheberatung gelang es beiden Partnern, ihre eigenen Sichtweisen der Situation und ihre Rollen im Paarleben einzubringen. Sie sprachen über Probleme, welche nicht nur die Glücksspielsucht, sondern auch Stärken und Schwächen des nichtspielenden Partners betrafen.

Diese Auseinandersetzung führte dazu, dass das Paar den Finanzhaushalt und den Umgang mit dem Geld neu regelte. Auf diese Weise wurde der Klient vom Druck, den Finanzhaushalt alleine in Ordnung zu halten, weitestgehend befreit und seine Frau war gezwungen, sich mit Budgetfragen auseinanderzusetzen: eine Aufgabe, die bewirkte, dass die Ehefrau ihre Ansprüche und Ausgaben den finanziellen Realitäten des Paares anglich. Dieser Prozess brachte der Paarbeziehung erheblichen Gewinn: Der Klient brauchte sich nicht mehr über die üppigen Ausgaben seiner Ehefrau zu ärgern und ihr deswegen Vorwürfe zu machen und die

Ehefrau brauchte sich auf Grund der Spielabstinenz des Klienten nicht mehr mit Gedanken darüber zu belasten, wie es weitergehen solle. Beide Partner nahmen sich auf diese Weise in ihrer Verantwortung gegenüber der Beziehung in die Pflicht: Die Ehefrau war bereit, ihren Umgang mit dem Geld zu korrigieren, und der Klient war gewillt, die „Finanzhoheit" abzutreten und seine Glücksspielsucht zu überwinden. Es entstand eine neue Rollenverteilung, bei der sich beide als Gewinner fühlen konnten.

Dass dieser Prozess dem Paarleben und der Familie sichtlich guttat, dokumentierten die vermehrten gemeinsamen Familienunternehmungen anschaulich.

Anmerkung

Leider ist der Weg der Offenlegung zur „Rettung" einer Beziehung nicht immer erfolgreich; vor allem dann nicht, wenn dieser Schritt zu spät kommt und die Beziehung bereits zerrüttet ist. In solchen Situationen kommt es trotz erster Veränderungsschritte oft zur Trennung oder Scheidung. Der Prozess von Trennungen und Scheidungen verlangt bekanntlich den beteiligten Personen emotional und auf der Sachebene sehr viel ab. Glücksspielsüchtige Menschen sind umso mehr gefordert, für sich gangbare und nützliche Lösungen zu finden, da sie oft gewohnt waren, Probleme durch Spielen zu verdrängen. Dabei ist eine Scheidung oder Trennung, wie uns untenstehendes Beispiel zeigt, trotz ihrer schmerzhaften und bitteren Seite auch eine Chance, neue Wege im Umgang mit Konflikten zu erlernen und seine Konfliktfähigkeit auszubauen.

Plötzlich war alles weg, leer und sinnlos und wie Verluste den Weg zu sich selbst ebnen

Der Klient sass mir mit leerem Gesichtsausdruck gegenüber. Seine Lebenspartnerin hatte sich von ihm getrennt, nachdem er ihr von seiner Glücksspielsucht erzählt hatte. Zuerst hätten sie es beide nochmals versucht, dann aber habe seine Freundin mangels Wiederherstellung des Vertrauens Schluss gemacht. Das sei für ihn wie ein Schock gewesen, alles Gemeinsame sei wie weggeblasen gewesen: ein Teil der Möbel, das abendliche Zubettgehen oder die gemeinsamen Mahlzeiten. Er habe sich alleine, einsam und schuldig gefühlt.

Zuerst habe er gedacht, dass es nicht mehr darauf ankomme, wenn er wieder spielen würde. Dann habe er sich aber darauf besonnen, es nicht zu tun. Stattdessen sei er zu einem Freund gegangen, um sich auszusprechen. Bei ein paar Bieren habe er sich seine Sorgen von der Seele geredet. Dieser Kontakt habe ihm gutgetan und geholfen, dass es ihm wieder besser gehe. Neben diesen Gesprächen habe er sich vor allem mit Fernsehen abgelenkt, berichtete er weiter. Oder er habe stundenlang nur Gedanken gewälzt. Erst nach Wochen und mit der emotionalen Verarbeitung der Trennung habe er sich wieder besser und stabiler gefühlt.

Er berichtete, wie er es vermehrt geniesse, alleine zu wohnen. Endlich könne er tun und lassen, was er wolle. Er fühle sich nicht mehr kontrolliert, müsse niemandem mehr Rechenschaft über sein Tun ablegen und unternehme wieder regelmässig etwas mit Freunden. Es sei ihm auch gelungen, wieder Sport zu treiben und zu musizieren; alles Dinge, die er während seiner langjährigen Beziehung wegen seiner Glücksspielsucht und aus Rücksicht gegenüber seiner ehemaligen Lebenspartnerin nicht mehr getan habe. Jetzt fühle er sich wieder frei und manchmal habe er den Eindruck, als beginne für ihn ein neues Leben, so sein Fazit.

Analyse II

Wie wir erkennen, ist diesem Paar die Wiederherstellung des Vertrauens nicht gelungen, obwohl sie es beide versucht haben. Die Offenlegung seines Doppellebens hatte das Vertrauen so stark zerstört, dass keine neue Basis für ein Zusammenbleiben aufgebaut werden konnte. Zu Beginn der Trennung wog der Verlust der Partnerschaft für den Klienten schwer und er suchte die Fehler vor allem bei sich selbst. Er begann auch an seiner Spielabstinenz zu zweifeln.

Erst die Kontaktaufnahme mit einem Freund konnte ihn vor einem Rückfall bewahren. Die fortlaufenden Gespräche mit diesem Freund gaben ihm Halt und Sicherheit und er lernte, mit sich selbst fertig zu werden. Er nahm die Herausforderung an, die Motivation der Spielabstinenz als Selbstzweck zu sehen und nicht nur als etwas, das er der Partnerschaft wegen tat. Er lernte, sich alleine für Aktivitäten zu motivieren und die Dinge selber in die Hand zu nehmen. Die neu gewonnene Unabhängigkeit machte ihn dabei frei und unbeschwerter. Es war ein Weg, der ihn wieder näher zu sich selbst, seinen wahren Bedürfnissen und Interessen brachte.

Anmerkung

Ergänzend zu diesem Beispiel ist zu erwähnen, dass der *Übergang vom Spielen zum Nichtspielen* umso besser gelingt, je mehr betroffene Personen die *neu gewonnene Zeit nutzen* können. Dabei ist die spielsüchtige Person herausgefordert, für sich Freizeitaktivitäten und neue Verhaltensweisen im Umgang mit anstehenden (auch alltäglichen) Problemen zu finden. Dieser Prozess braucht oft viel Zeit und erst nach und nach werden neue Formen der Problemlösungen oder alte und neue Hobbys gefunden und umgesetzt: Es wird eine Schuldensanierung oder Regulierung eingeleitet, die Wohnung wird aufgeräumt, regelmässige Mahlzeiten werden eingenommen, gegebenenfalls wird die Arbeitssuche intensiviert, Beziehungsfragen werden geklärt (z.B. die Wiederaufnahme des Kontaktes zu alten Freunden oder zu den Eltern) oder es wird einfach wieder Zeitung gelesen. Auf diese Weise beschäftigt sich die betroffene Person wieder mit Dingen, die für ihr Leben wichtig sind, und lässt sich wieder auf ihr Umfeld ein. So banal einige Dinge dabei erscheinen mögen, umso notwendiger ist es, dass sie umgesetzt werden.

Das ist nicht immer ganz einfach und oft mit schwierigen Fragen und Entscheidungen verbunden, wie z.B.: Soll ich meinem Arbeitgeber erzählen, dass ich glücksspielsüchtig war, bevor eine Lohnpfändung ansteht? Oder: Wie stelle ich es an, wenn ich eine neue Wohnung beziehen will, mir aber das Geld für die Mietzinskaution fehlt?

Viele Mitglieder der Selbsthilfegruppe tendierten bei diesen und ähnlichen Fragen für eine Offenlegung ihrer Geschichte. Vor allem dann, wenn die Angst vor dem Bekanntwerden der Vergangenheit als psychische Belastung empfunden wird oder sie die direkte Information als „besser“ einstuften, als wenn es Drittpersonen über Umwege von jemand anderem erfahren würden. In einem solchen Moment empfanden viele Mitglieder das „Ja“ zur eigenen Geschichte trotz des letztendlich ungewissen Ausgangs als Entlastung.

Aber auch ein „Nein“, also das Verschweigen der Vergangenheit, erachteten sie in bestimmten Situationen für sinnvoll, besonders dann, wenn z.B. die Chance auf einen Arbeitsplatz bewahrt werden kann. Würde jedoch ein Arbeitgeber oder auch eine andere Person konkret nach Gründen der Lücken im Lebenslauf fragen, dann meinten die meisten, dass es angezeigt sei, die Wahrheit zu sagen.

Selbstverständlich gibt es aus beraterischer Sicht bei solch schwierigen Entscheidungen kein Pauschalrezept, da die Antworten auf Grund der unterschiedlichen Situation einer Person anders ausfallen. Wesentlich bei solchen Fragestellungen ist jedoch das Bemühen, die Unsicherheit darüber zu überwinden, welcher Weg richtig oder falsch sein könnte. Dabei kann eine Auslegordnung von Vor- und Nachteilen hilfreich sein, um eine Entscheidung zu treffen und diese dann in die Tat umzusetzen.

Als übergeordneten Leitfaden zur Beantwortung einer solchen Frage halte ich den Gedanken für hilfreich, dass die neuen Verhaltensweisen für die betroffene Person und für Drittpersonen dienlich sein und zur Verbesserung der Situation beitragen sollten. Dabei sollten Verhaltensweisen ausgeschlossen werden, die eine Hintertür für die Glücksspielsucht offenlassen; wie z.B. Vorschüsse beim Chef zu beziehen, das Bankkonto zu überziehen oder eine Spielsperre zu vermeiden. Auch der Vorwand, einem Hobby nachzugehen, um sich zeitlich den Rücken fürs Spielen freizuhalten, ist ein untauglicher Versuch, von der Glücksspielsucht loszukommen.

Ein weiterer wichtiger Faktor zur Ermöglichung und zum Gelingen von Veränderungen ist die Tatsache, dass bei allen Lösungsversuchen die Schritte dazu in der *Kompetenz*, also in der Macht und im Handlungsbereich der Person liegen. Denn nur sie kann das umsetzen, was für sie wichtig und machbar ist. Manchmal ist es jedoch unabdingbar,

Verhaltensweisen einfach auszuprobieren, um herauszufinden, wieweit sie taugen.

Noch etwas zum Thema Rückfall

Trotz aller Vorsätze und vieler neuer Verhaltensweisen ist es für betreffende Personen in dieser Phase oft schwierig, den begangenen Weg beizubehalten, vor allem dann, wenn es zu einem Rückfall kommt. Die Ursachen eines Rückfalls können z.B. darin liegen, dass der Klient zur Stimmungsregulierung oder zur Bewältigung eines Problems zum alten „Lösungsmuster" Glücksspiel greift oder dass das Craving (Spieldrang) überhandgenommen hat. Rückfälle stellen oft alles bisher Erreichte in Frage und betroffene Personen neigen in solchen Situationen zur Resignation.

In solchen Momenten ist es wichtig, sich die vielen grossen und kleinen positiven Veränderungen bewusst zu machen und sich darauf zu konzentrieren, was in jüngster Vergangenheit alles funktioniert hat. Die daraus erwachsenden positiven Erkenntnisse vermitteln Kraft, um die bereits erfolgreichen Veränderungen fortzusetzen. In diesem Sinne ist es wichtig, beharrlich auf den *angefangenen Weg zurückzukehren* und vielleicht dieses oder jenes an Veränderungen noch hinzuzufügen, was heissen kann, sich die rückfallprovozierende Situation nochmals zu vergegenwärtigen und zu überlegen, wie die Situation ohne zu spielen hätte bewältigt werden können. Diese gedankliche Auseinandersetzung ist wichtig, weil es sich oft um Problemsituationen handelt, die sich wiederholen können.

Ein Klient meinte nach einem schweren Rückfall: „Ich weiss jetzt, dass Rückfälle normal sind. Früher hätte ich in einer solchen Situation versucht, die entstandenen Probleme mit weiterem Spielen zu kaschieren. Heute stehe ich dazu und versuche die Probleme trotz des Rückschrittes auf eine Weise zu lösen, die nicht noch mehr Probleme verursacht."

Anmerkung
Wie bereits im 3. Teil erwähnt, kann bei einer vorliegenden pathologischen Glücksspielsucht zur Linderung des Cravings und/oder zur Behandlung anderer psychischer Erkrankungen eine medikamentöse Behandlung durch eine psychiatrische Fachperson angezeigt sein (vergl. F. Müller-Spahn, J. Margraf, 2003, Wenn Spielen pathologisch wird, S. 43).

Hier eine Übersicht über Phase 4.

Phase 4 – Unterwegs sein
• Fragen der Ethik prägen das Verhalten. Wie offen und ehrlich bin ich? Was tut mir und anderen Personen gut? Gehe ich mit mir und anderen fair um? Wie kann ich Fehler wiedergutmachen? Entscheidungen werden getroffen. • Die Türen zum Weiterspielen werden geschlossen: Spielsperre, Offenlegung der Problematik bei Personen und Organisationen. Zugang zu und Umgang mit dem Geld werden neu geregelt. • Lösungen für Folgeprobleme werden umgesetzt: Schuldensanierung, Ablenkungs- und Vermeidungsverhalten in rückfallgefährdeten Situationen, Übernahme einer Arbeitsstelle oder Aufgabe, bei der kein direkter Zugang zum Geld besteht. • Beziehungen werden neu gestaltet, Rollen und Funktionen geklärt. Wer übernimmt für was Verantwortung? Wie wird der gemeinsame oder persönliche Finanzhaushalt gestaltet? Welche Erwartungen und Bedürfnisse werden an die Beziehung gestellt? Was wird umgesetzt, damit sich die Partner in der Beziehung (wieder) wohlfühlen? Schritte zur Trennung oder Scheidung werden aktiv angegangen, neue Partnerschaften eingegangen.

- Am Familienleben wird aktiv teilgenommen: Beteiligung an der Kindererziehung und am Tagesgeschehen, Durchführung von Unternehmungen, Konflikte werden konstruktiv angegangen.
- Interessen und Hobbys werden wahrgenommen und umgesetzt.

Beraterische und therapeutische Inhalte in Phase 4

Klienten in Phase 4 befinden sich oft in einem laufenden Beratungs- oder Therapieprozess. Für den Berater gilt es, die in Phase 3 erarbeiteten Erkenntnisse und Ideen zur Bewältigung der Glücksspielsucht und der vorliegenden Folgeprobleme zusammen mit der Klientin zu gewichten und konkrete Schritte zur Umsetzung festzulegen. Dabei ist das Abwägen der Machbarkeit von grosser Bedeutung, da ansonsten die Gefahr eines Scheiterns des Therapieprozesses besteht.

Des Weiteren ist in dieser Phase die Fokussierung auf Massnahmen, die das Suchtverhalten stoppen, d.h. in eine Abstinenz oder zu einem kontrollierten Spielen führen, für den weiteren Therapieverlauf besonders wichtig. Dies macht es erforderlich, auch die Rückfallprävention aktiv anzugehen.

In Nachfolgesitzungen kann mit dem Klienten zusammen erforscht werden, wie was gelungen ist oder auch nicht. So sollen Dinge, die nicht funktioniert haben, neu überdacht und mit Nützlichem fortgefahren werden. Dies kann auch heissen, dass die Ziele überprüft und gegebenenfalls neu definiert werden.

Als beraterische und therapeutische Schwerpunktthemen sind in dieser Phase folgende Punkte festzuhalten:

- Ausbau und/oder Wiedererlangung von Problemlösungsstrategien
- Umsetzung alternativer Verhaltensweisen zum Glücksspiel (auch bezüglich Freizeitgestaltung)
- Umsetzung von Selbstschutzstrategien (z.B. Vermeidung oder Ausweichen, Spielsperre)
- Einrichten eines Geld- und Schuldenmanagements
- Wiedererlangung eines realen Bezugs zum Geldwert
- Auflösung der glücksspielbedingten Glaubensmuster
- Rückfallprophylaxe
- Triage/Vernetzung mit anderen Fachstellen (Schuldenberatungen, evtl. stationärer Entzug, niedergelassener psychiatrischer Facharzt, Sozialamt etc.)

Phase 5 – Veränderungen werden zur Normalität

Stichworte: Die Schuldenregulierung oder Sanierung ist im Gange. Der Lebensstil und die Lebensgestaltung orientieren sich an den tatsächlichen finanziellen Möglichkeiten. Das Leben ist in einen geordneten Tagesablauf eingebettet. Es wird in die Ferien gegangen oder bereits lange anstehende Anschaffungen werden getätigt. Eine innere Ruhe ist eingekehrt. Die permanente Anspannung, wie sie während der Jahre des Spielens vorherrschte, ist weg. Die Freude an kleinen Dingen wird wahrgenommen und die neue Lebensgestaltung als positiv erlebt. Neue Wertvorstellungen und Überzeugungen prägen das tägliche Verhalten. Die Vergangenheit bekommt ihren Platz in der persönlichen Geschichte. Drittpersonen reagieren positiv auf die Veränderungen und freuen sich darüber. Das Leben bekommt wieder einen Sinn. Die Rolle als Partner, Ehegatte und/oder Elternteil wird wahrgenommen. Bedürfnisse und Interessen werden gelebt. Probleme werden so gut wie möglich angegangen und gelöst. Die Glücksspielsucht ist nur noch ein Bestandteil der Erinnerung. Der Respekt vor der „Sucht" jedoch gross.

Stellen Sie sich vor, Sie bezahlen Ihre Rechnungen wieder pünktlich. Ihre Schulden werden kleiner oder sind behoben. Sie denken nicht mehr ans Spielen und Ihr Tagesablauf verläuft in geregelten Bahnen. Sie übernehmen Verantwortung gegenüber Ihren Kindern und beteiligen sich aktiv an deren Erziehung. Anstehende Probleme und Konflikte sprechen Sie an und versuchen sie zusammen mit den betreffenden Personen zu lösen. Sie scheuen sich nicht, für sich einzustehen und auch einmal zu „streiten". Das Leben ist nicht rundum problemlos, aber es ist in vielem besser als in der Vergangenheit.

Fallbeispiele

Beziehungen und Finanzen laufen in geordneten Bahnen und wie neue Verhaltensmuster zur Normalität werden

Ich war beeindruckt, als ein langjähriger Klient in einem der letzten Gespräche meinte: „Wissen Sie, es ist viel ruhiger um mich herum und in mir drinnen geworden. Ich habe zwar immer noch Schulden und es ist mir bewusst, dass ich diese bis an mein Lebensende nicht zurückzahlen kann. Aber die Tatsache, dass ich mit der laufenden Schuldensanierung mein Bestes gebe, lässt mich wieder ruhig schlafen." Weiter meinte er, dass der rege Kontakt zu seinen zwei Kindern, welchen er trotz Scheidung aufrechterhalten konnte, ein weiterer Grund für sein positives Grundgefühl sei. Er denke, dass er mit seiner Zuverlässigkeit bezüglich Abmachungen und Präsenz viel an Vertrauen gewonnen habe und den Kindern vieles von dem geben könne, was sie brauchen würden. Dabei helfe ihm seine neue Lebenspartnerin sehr, da sie ihn in seinen Bemühungen unterstütze. Es habe sich wirklich gelohnt, erzählte er weiter, dass er ihr mit Beginn der Beziehung von seiner früheren Glücksspielsucht erzählt habe. Auf diese Weise habe er von Anfang an Klarheit geschaffen und sei nicht in Zugzwang geraten, z.B. seine Schuldensanierung zu verheimlichen. Er habe erklären können, warum er ein enges Budget habe und sich nicht alles leisten könne.

Analyse I
Als der Klient dies erzählte, war er vor sechs Jahren das letzte Mal spielen gegangen. Für ihn war die Spielabstinenz ein gangbarer Weg. Innerhalb dieser sechs Jahre hatte er begonnen, sein Leben neu zu ordnen. So ist es ihm mit der laufenden Schuldenregulierung gelungen, einen Weg einzuschlagen, der es ihm erlaubte, seine Finanzen wieder im Griff zu haben. Er hat dabei gelernt, seine Bedürfnisse und Interessen seinen *finanziellen Möglichkeiten* anzupassen und materielle Wünsche hintanzustellen oder für diese zu sparen.

Diesbezüglich kam ihm die Erkenntnis vieler ehemaliger glücksspielsüchtiger Personen zugute, dass Dinge, die man (wieder) tun, besitzen oder sich neu anschaffen kann, eine Quelle der Zufriedenheit sein können, auch wenn gewisse Bedürfnisse nicht sofort befriedigt werden können.

Auch in seiner Partnerschaft ist er von Beginn an von seinen tatsächlichen Möglichkeiten ausgegangen. Die Offenheit seiner Partnerin gegenüber nahm ihm dabei den Druck weg, materiell mehr bieten zu müssen, als er tatsächlich konnte. Er hatte gelernt, zu sich zu stehen. Wir können annehmen, dass die Unterstützung durch seine Freundin ihm dabei guttat und in ihm das Gefühl auslöste, von seiner Freundin so angenommen zu werden, wie er ist.

Was seine Beziehung zu den Kindern betraf, zeigte es sich, wie wichtig Zuverlässigkeit und verbindliches Verhalten sind, um Vertrauen aufzubauen und glaubwürdig zu sein. Durch sein Interesse an ihrer Entwicklung, indem er Elternabende in der Schule besuchte, sich an der Erziehung beteiligte oder Freizeitaktivitäten mit den Kindern durchführte, können wir annehmen, dass diese Anteilnahme bei den Kindern Gefühle der Anerkennung und Wertschätzung auslösten. Dem Klienten wiederum vermittelte die neue Beziehungsgestaltung die Gewissheit, ein guter Vater zu sein. Dabei lässt sich vermuten, dass er mit diesen Schritten auch Schuldgefühle abtragen konnte, welche er während seiner Lebensphase der Glücksspielsucht gegenüber seinen Kindern aufgebaut hatte.

Neue Hobbys prägen die Freizeit und wie der Spass wieder seinen Platz hat

Doch nicht nur der Zustand der Normalisierung in Beziehungsfragen oder der Schuldenregulierung sind in dieser Phase wichtig, sondern ebenso die Gestaltung der Freizeit. Dazu berichtete ein anderer Klient in einem Beratungsgespräch, wie er sich mit dem Kegeln und dem Eintritt in einen Kegelclub ein neues Hobby aufgebaut hatte.

Er erzählte, wie er zu Beginn nur sporadisch kegeln gegangen und wie es mit der Zeit immer mehr geworden sei. Dabei habe er richtig Spass bekommen. Weiter berichtete er, dass er sich mit der Mannschaft verschiedentlich an Turnieren beteilige, so dass er den Eindruck habe, sich gut im Club integriert zu haben. Er freue sich, auf diese Weise neue Kollegen gefunden zu haben. Über sein Spielniveau meinte er, dass sich dieses im Laufe der Zeit stetig verbessert habe, was ihn zufrieden mache.

Ich fragte ihn, an was es gelegen habe, dass ihm dieser Schritt so gut gelungen sei. Seine Antwort kam schnell und klar: Es sei wichtig gewesen, dass er sich getraut habe, auf die Spieler zuzugehen. Ebenfalls sei es für ihn wichtig gewesen, von Anfang an kundzutun, dass er nicht bei allen Trainings und Wettkämpfen mitmachen wolle und sich bezüglich seiner spielerischen Ambitionen nicht zu grosse Ziele gesetzt habe. Damit habe er sich nicht zu stark unter Druck gesetzt und der Gefahr entgegengewirkt, mit dem Kegeln seine ganze Freizeit zu verplanen. Er habe sich mit dieser Ausrichtung bewusst Zeit für Partnerschaft und Familie offengelassen, was ihm genauso wichtig sei.

Analyse II

Ehemals glücksspielsüchtige Personen haben oft Angst, sich wieder intensiv auf ein Spiel einzulassen. Sie befürchten, dass sie dadurch wieder mit dem Glücksspiel oder mit einem anderen Spiel exzessiv zu spielen beginnen. Diese innere Stimme gilt es ernst zu nehmen und daraus die Konsequenzen zu ziehen.

Obiger Klient hatte diese Bedenken nicht. Im Gegenteil: Mit dem Kegeln fand er wieder den *Spass* am Spielen und damit zu mehr *Lebensfreude*. Es gelang ihm, sich ein Hobby zuzulegen, das ihn begeisterte und ausfüllte. Interessant und psychologisch sehr wichtig scheint mir dabei der Umstand, dass er eine gewisse Gelassenheit bezüglich seiner sportlichen Ambitionen an den Tag legte und dass er sehr *bewusst* mit seiner Freizeit umgegangen ist. Auf diese Weise konnte er sein Ziel erreichen, Familienleben und Partnerschaft angemessen zu pflegen.

Anmerkung

Die Vergangenheit integrieren oder die Wichtigkeit, nach vorne zu schauen

Auf dem Weg zur Normalität ist es für viele ehemals glücksspielsüchtige Menschen wichtig gewesen, ihre Vergangenheit in ihr „neues“ Leben zu integrieren. Diesen Prozess zu durchlaufen kann z.B. heissen, begangenen Schaden gegenüber Drittpersonen so weit wie möglich wieder gutzumachen oder sich Fehler bei gescheiterten Beziehungen einzugestehen, ohne gleich alle Umstände, die zum Scheitern geführt haben, auf sich nehmen zu müssen: Die Erkenntnis daraus kann sein, dass nicht nur die Glücksspielsucht selbst ein Problem war, sondern dass genauso beiderseitige mangelnde Verständigung, fehlende gemeinsame Interessen oder unterschiedliche Bedürfnisse zum Scheitern einer Beziehung beitrugen; Umstände also, welche für beide Partner eine unbefriedigende und nicht zu meisternde Situation schufen.

Für viele Klienten war es über all die Jahre besonders schwierig, die auf Grund der Glücksspielsucht entstandenen Scham- und Schuldgefühle zu überwinden. Gedanken an Hinterziehungen, an Lügengeschichten oder den Verrat an gemeinsamen Lebensentwürfen nährten immerfort ein schlechtes Gewissen.

Zur Bewältigung dieses Problems hat es vielen ehemals Spielenden geholfen, sich vermehrt auf die *Gegenwart zu konzentrieren*. Ein Ex-Spieler meinte einmal dazu: „Es hat keinen Sinn, nur immer rückwärts zu schauen. Ich richte meinen Blick nach vorne und wenn ich in den Spiegel schaue, dann sehe ich jemanden, der sein Bestes gibt."

Die Vergangenheit zu integrieren kann aber auch heissen, die positiven Erlebnisse während des Spielens anzuerkennen, ohne diese zu verherrlichen.

Zusammenfassend kann gesagt werden, dass die Phase „Veränderungen werden zur Normalität" umso nachhaltiger wirkt, je mehr die Vergangenheit und neu gefundene Lösungsstrategien im persönlichen, familiären oder beruflichen Bereich ins „neue" Leben integriert sind.

Aus fachlicher Sicht sprechen wir bei diesem Prozess auch von der *Auflösung der gedanklichen Einengung* aufs Glücksspiel. Ist dieser Prozess gelungen, dann ist das Glücksspiel so weit in den Hintergrund gerückt, dass es im Leben einer bestimmten Person keine Rolle mehr spielt.

Die nachfolgende Tabelle fasst die wesentlichen Punkte der Phase 5 zusammen.

Phase 5 – Veränderungen werden zur Normalität
• Die Vergangenheit wird akzeptiert und ist ins „neue" Leben integriert. • Wege zur bestmöglichen „Wiedergutmachung" sind umgesetzt. • Der Umgang mit Schwierigkeiten wird durch (neue) Lösungsstrategien geprägt. • Die Schuldensanierung oder Regulierung läuft oder ist abgeschlossen. Die tatsächlichen finanziellen Möglichkeiten prägen den Lebensstandard. Der Bezug zum Geld basiert auf realen Grundlagen.

- Die Beziehungs- und allgemeine Lebensgestaltung ist geprägt durch Anteilnahme an anderen und der Umwelt.
- Das Grundgefühl gegenüber der eigenen Person und der Rolle in der Gemeinschaft ist vorwiegend positiv.
- Das Verlangen (Craving) nach dem Glücksspiel ist kaum mehr präsent.

Beraterische und therapeutische Inhalte in Phase 5

Oft befinden Klienten sich in dieser Phase nicht mehr in Beratung oder Therapie, da für viele die wichtigsten Schritte zur Problemlösung getan wurden. Sie halten ihr Leben in Phase 5 weitestgehend für geordnet und verfügen über genügend Ressourcen zur Lebensgestaltung und -bewältigung.

Trotz dieser neu geschaffenen Lebenssituation und Denkweise ist die Vergangenheit unterschiedlich präsent. Oft wird sie nach wie vor als belastend empfunden (Schuld- und Schamgefühle), aber es können in ihr auch positive Seiten gesehen werden.

Bei wiederkehrenden Scham- und Schuldgefühlen kann der Berater dem Klienten die Veränderung in dessen Verhaltensweisen im Vergleich zu früher vor Augen führen, ihm damit seine Fortschritte und konstruktiven Verhaltensweisen bewusst machen und so sein Selbstbild positiv beeinflussen. Betrachtet der Klient seine Spielerlebnisse eher positiv, ist dies bewusst wahrzunehmen und dem Klienten gegenüber zu reflektieren. Auf diese Weise ist es möglich, eine allfällige unreflektierte Sehnsucht nach dem Glücksspiel (was zu Rückfällen führen kann) zu bearbeiten. Hilfreich kann dabei sein, zusammen mit dem Klienten zu erforschen, inwieweit dieser das positive Erleben des Glücksspiels als vergangen akzeptiert resp. die Gegenwart gegenüber der Vergangenheit als vorteilhafter betrachtet.

Folgende Themen sind aus beraterischer Sicht in Phase 5 zu beachten:

- Weiterführende Arbeit am Geldmanagement (Budgetgestaltung und Schuldensanierung)
- Arbeit am Selbstbild des Klienten
- Konsolidierung bewährter Strategien zur Aufrechterhaltung der Therapieziele (z.B. Spielabstinenz oder Spielkontrolle, Konfliktfähigkeit, Beruf und allgemeine Lebensgestaltung)
- Konsolidierung der neuen oder wiedererlangten realistischen Betrachtungsweisen des Glücksspiels (Umwandlung des magischen Denkens)
- Aufarbeiten von Scham- und Schuldgefühlen
- Evtl. Rückfallbearbeitung

5. Teil

Veränderungen aktiv angehen

„Sie sagen, Sie wollen nicht mehr spielen. Was wollen Sie stattdessen tun?“
Standardfrage aus der lösungsorientierten Gesprächsführung nach Steve de Shazer

In diesem Teil des Buches stelle ich ein Programm vor, das wirkungsvoll Veränderungen im Umgang mit der Glücksspielsucht sowie bezüglich belastender Lebensbereiche in Gang setzt. Ich gehe dabei von einem Menschenbild aus, welches besagt, dass *jeder Mensch Lösungen für bestimmte Problemlagen in sich trägt* und dass *Wünsche und Visionen* grundsätzlich keine Utopien sind, sondern *Hinweise* darauf, wo der Mensch sich hingezogen fühlt und was seine *wirklichen Ziele* sind. Wünsche und Visionen machen es oft erst möglich, die Ziele anzustreben und zu erreichen.

Als Grundlagen dieses Programms dienen dabei hauptsächlich die Erkenntnisse und Konzepte des lösungsorientierten Ansatzes von Steve de Shazer und Insoo Kim Berg. Das Programm selbst richtet sich an Personen, die von Glücksspielsucht betroffen sind. Es kann aber in modifizierter Form auch erfolgreich von Beraterinnen oder Therapeuten in ihrer Arbeit angewendet werden.

Ausgangslage

Wenn wir aus einer schwierigen, belastenden Situation in eine neue, für uns bessere Lebenslage gelangen wollen, dann ist es so, als stünden wir vor einer Weggabelung mit einem Wald voller Wegweisern. Wir stehen da und wissen nicht wohin und was wir tun sollen. Und wir fragen uns, welcher Weg der richtige oder was unser Ziel ist.

Selbst in einem solchen Moment stehen wir nicht ahnungslos oder hilflos da. Bestimmt waren wir schon früher in schwierige Situationen verwickelt. Dabei haben wir unsere Entscheidungen getroffen und sind unsere Wege gegangen. Wir haben Erfahrungen gesammelt, von denen wir sagen können, dass sie uns geholfen haben, und wir haben Verhaltensweisen kennen gelernt, von denen wir mittlerweile wissen, dass sie uns nichts genutzt haben. Auf diese Weise ist es uns gelungen, Unsicherheiten und Probleme zu überwinden.

Betrachten wir den Wegweiser noch genauer, dann können wir feststellen, dass er auch Wege anzeigt, die wir noch nie gegangen sind. Wir haben diese vielleicht bis anhin ignoriert oder nicht bemerkt. Nehmen wir diese nun zur Kenntnis, dann stehen wir plötzlich vor der Frage: Sollen wir den bekannten oder den unbekannten Wegen folgen? Wollen wir es riskieren, neue Wege auszuprobieren?

Der bekannte Kommunikationsforscher Paul Watzlawick hat herausgefunden, dass der Mensch dazu neigt, Probleme immer auf dieselbe Weise lösen zu wollen, nämlich mit Lösungsversuchen, die wieder und wieder in die gleiche Sackgasse führen. Bezogen auf die Glücksspielsucht kann das z.B. heissen, finanzielle Probleme mit dem Glücksspiel lösen zu wollen oder am Glauben festzuhalten, das Glücksspiel auf irgendeine Art beeinflussen zu können.

Damit wir jedoch nicht in unseren gewohnten Denk- und Verhaltensmustern stecken bleiben, bedarf es oft einer Änderung der Sichtweise von Problemlösungen. Dieses Programm bietet die Möglichkeit dazu, allerdings ohne Anspruch auf uneingeschränkte Wirksamkeit und Exklusivität. Durch seine strukturierte Herangehensweise erleichtert es die Suche nach Zielen und das Finden wirkungsvoller Lösungen.

Ergänzend möchte ich an dieser Stelle darauf hinweisen, dass das Programm keine Therapie, Beratung oder den Austausch mit Drittpersonen ersetzen kann. Es kann aber, wie bereits erwähnt, Anstoss für Lösungs-Ideen sein. Ideen *– und das ist das Wichtigste am Programm –, die dann wirksam sind, wenn sie umgesetzt werden.* Ganz nach dem Motto: Ausprobieren, machen!

Anmerkung
Wird das Programm von Therapeutinnen und Beratern angewendet, sind zwei Dinge zu beachten:

1.) Die geschilderten Schritte sind auch in einem Beratungs- oder Therapieprozess anwendbar.
2.) Die Fragen, Leitideen und Instrumente innerhalb des Programms sollen dabei vom Berater oder der Therapeutin übernommen werden.

Das Programm bietet sich auch für Veränderungsprozesse in anderen Bereichen an.

Als Letztes möchte ich noch erwähnen, dass sich das Programm weder mit der Geschichte einer Person noch mit der Frage nach dem Ursprung eines Problems befasst, und das mit Absicht. Für die eine Leserin oder den anderen Leser mag diese Sichtweise befremdlich sein, da oft die Meinung besteht, man müsse ein Problem zuerst „verstehen", bevor man es lösen könne. Dieses Verständnis ist jedoch für Veränderungen nicht zwingend notwendig. Viel wichtiger kann sein, zu verstehen, was hilfreich ist, um eine Situation zu verbessern.

Wege aus der Glücksspielsucht – ein Programm in 9 Schritten

Als Erstes erhalten Sie einen Überblick über das ganze Programm. Danach beginnt die eigentliche Arbeit. Dazu stelle ich Ihnen die jeweiligen Arbeitsschritte detailliert vor. Auf diese Weise können Sie Schritt für Schritt jede einzelne Phase durcharbeiten. Um gute Resultate zu erzielen, ist es wichtig, dies minutiös zu tun. Ich empfehle Ihnen, dazu ein Arbeitsbuch zu beginnen, in das Sie Ihre Überlegungen und Antworten schreiben können. Die Strukturierung des Programms dient dabei als Orientierungshilfe im Veränderungsprozess.

Abschliessend möchte ich anmerken, dass der Arbeit innerhalb des Programms keine Grenzen gesetzt sind. Die eigene Kreativität hilft, das Programm voll auszuschöpfen und den individuellen Nutzen zu steigern.

Wege aus der Glücksspielsucht – ein Programm in neun Schritten

Schritte	Inhalte	Instrumente
1. Neuausrichtung	Eigenmotivation und Entschlossenheit für Veränderungen prüfen. Entschluss, das Programm durchzuarbeiten.	Eigene Ressourcen (Motive, Entschlossenheit, innere Bereitschaft und Leidensdruck) 9-Schritte-Programm
2. Wünsche erkennen und Visionen entwickeln	Auseinandersetzung mit den eigenen Bedürfnissen, Wünschen und Visionen.	Fragen nach der Zukunft
3. Ausgangspunkt bestimmen	Lebenslage und Glücksspielsucht einschätzen.	Arbeit mit einer Skala
4. Ziele formulieren – Ausnahmen erkennen	Ziele festlegen, evtl. Wünsche und Visionen relativieren. Bewusstmachen von Situationen, die zufriedenstellend sind. Erarbeiten von alternativen Verhaltensweisen zum Glücksspiel.	Arbeit mit einer Skala Fragen nach Ausnahmen

5. Konkrete Schritte planen	Schritte zur Zielannäherung herausfinden.	Fragen nach Verhaltensweisen, die dazu führen, dass sich eine Situation verbessert Festlegen von Verhaltensweisen, bei denen die Überzeugung besteht, dass sie umgesetzt werden können
6. Schritte umsetzen	Im Zentrum steht das Tun. Die konkrete Umsetzung.	Die eigenen geplanten Schritte
7. Standort überprüfen	Veränderungen erkennen und Lebenslage neu einschätzen.	Arbeit mit einer Skala
8. Veränderungen verankern	Festlegen der Verhaltensweisen, die funktioniert haben und näher ans Ziel führen. Sich ganz genau überlegen, was gemacht wurde, damit die neuen Verhaltensweisen funktioniert haben. Gelungene Verhaltensweisen verankern (neue wie alte).	Liste der Verhaltensweisen erstellen, die funktioniert haben und zur Zielerreichung nützlich waren Liste von Verhaltensweisen erstellen, mit denen fortgefahren wird
9. Neuausrichtung	Erste Zielformulierungen (siehe Schritt 4) mit dem aktuellen Standort überprüfen. Entscheid über Weiterarbeit.	Arbeit mit einer Skala

Wie Sie bemerkt haben, endet das Programm wieder mit der Ausgangsfrage nach der Neuausrichtung. Dafür gibt es drei wichtige Gründe:

1.) Es gibt Situationen, in denen eine Person mit dem Erreichten zufrieden ist, ohne dass das anfangs formulierte Ziel voll und ganz erreicht wurde. Das ist in Ordnung so und oft auch sinnvoll.

2.) Ziele können sich verändern. Manchmal gibt es Entwicklungen, bei denen ein formuliertes Ziel plötzlich nicht mehr wichtig oder passend oder ein anderes bedeutungsvoller geworden ist. In einer solchen Situation gilt es zu entscheiden, ob die Situation zufriedenstellend ist und somit kein neues Ziel angestrebt oder ob ein neues Ziel ins Visier genommen werden soll. Dabei ergibt es Sinn, die Arbeitsschritte wie beim ersten Durchgang zu wiederholen.

3.) Das Ziel ist voll und ganz erreicht und es gilt zu bestimmen, ob neue Veränderungen angestrebt werden sollen.

Weiter ist zu beachten, dass das Programm nicht immer nur „geradeaus“ geht, sondern dass es mehr als Kreis oder Spirale und Abfolge von Veränderungsprozessen gesehen werden kann, welche sich fortlaufend verändern. Das Programm versucht damit der Lebenswirklichkeit des fortdauernden Wandels aller Dinge zu entsprechen, obwohl wir subjektiv oft den Eindruck haben, alles würde gleich bleiben – vor allem dann, wenn es uns schlecht geht und wir das Gefühl haben festzustecken.

Doch lassen Sie uns nun mit dem Programm beginnen!

Schritt 1 – Neuausrichtung

Die Phase der Neuausrichtung meint die Situation, in der Sie denken, dass Sie etwas an Ihrem Spielverhalten verändern wollen. Es ist die Zeit, in der Sie vielleicht glauben, dass es so nicht mehr weitergehen kann, in der Sie denken: Jetzt muss etwas geschehen! oder: Was soll ich bloss machen? Sie stehen also vor besagtem Wegweiser und wollen sich neu orientieren.

Sind Sie nun der Meinung, dass Sie solche Fragen angehen wollen, dann können Sie sogleich zum nächsten Schritt übergehen. Wenn nein oder noch nicht, dann bedarf es eines bewussten Entscheides. Legen Sie das Programm zur Seite und nehmen Sie es wieder hervor, wenn es Sie drängt, die offenen Fragen anzugehen.

Ich bin entschieden weiterzumachen und gehe zu Schritt 2.

Schritt 2 – Wünsche erkennen und Visionen entwickeln

Ein erster Schritt Richtung Veränderungen besteht darin, sich der eigenen Bedürfnisse und Wünsche bewusst zu werden. Damit verdeutlichen Sie sich, wohin es gehen soll und was Ihre Ziele oder Teilziele sind. Dabei können solche Wünsche und Visionen oft über das eigentliche Ziel hinausgehen, die Glücksspielsucht zu überwinden; sei es, dass Sie schon immer ein bestimmtes Hobby betreiben, einen Traumberuf ausüben, eine Beziehung aufbauen oder vertiefen wollten. Visionen und Wünsche sind in diesem Sinne der Motor, die Motivation für Veränderungen. Sie vermitteln Kraft, um einen bestimmten Weg einzuschlagen.

Nachfolgend habe ich für Sie die wichtigsten Fragen zum Erkennen Ihrer Wünsche und Visionen zusammengestellt. Wählen Sie eine oder mehrere Fragen aus. Schreiben Sie die Frage auf ein Blatt Papier oder in Ihr Arbeitsbuch. Notieren Sie dazu alle Gedanken, die Ihnen in den Sinn kommen. Sie können auch eine Zeichnung anfertigen oder die Frage und Ihre Antworten auf einem Tonträger aufnehmen. *Wichtig ist, dass Sie alles aufschreiben, auch wenn es für Sie oder andere Personen vorerst provisorisch oder unrealistisch erscheint.*

Anmerkung

Es ist mir bewusst, dass einige Fragen im ersten Moment recht schwierig erscheinen und der Eindruck entstehen kann, dass man darauf keine Antworten findet. Oft sind Wünsche und Visionen im Laufe der Jahre wegen der Glücksspielsucht „vergessen“ worden. Trotzdem schlummern sie in Ihnen und wollen (neu) erkannt und zur Geltung gebracht werden. Lassen Sie sich Zeit, gehen Sie in sich, es wird bestimmt „etwas“ kommen.

Schritt 2 – Wünsche erkennen und Visionen entwickeln		
Thema	**Fragestellungen**	**Tipps**
Auseinandersetzung mit eigenen Bedürfnissen, Wünschen und Visionen	Nehmen wir an, das Problem mit dem Glücksspiel besteht nicht mehr. Wie sähe Ihr Leben dann aus? Was wäre anders? Zum Beispiel: Wo wohnen Sie? Was arbeiten Sie? Was ist Ihnen wichtig? Wie sehen Ihre Beziehungen aus? Wie gehen Sie mit Geld um? Wie fühlen Sie sich dabei? Wie reagieren wohl Personen aus Ihrem Umfeld?	Es dürfen auch „unrealistische" Wunschvorstellungen oder Visionen sein. Es gibt keine Zensur. Die Antworten können sich auf alle Lebensbereiche beziehen, nicht nur aufs Glücksspiel. Malen Sie sich Ihre Antworten detailliert aus. Umschreiben Sie Ihre Lebenslage ausführlich.
Alternativen zum Glücksspiel	Sie wollen nicht mehr spielen. Was wollen Sie stattdessen tun? Was würde Sie interessieren oder Ihnen Freude bereiten?	Schreiben Sie alle Ideen auf ein Blatt Papier oder in Ihr Arbeitsbuch.

Wie weiter?

Sie haben Ihre Wünsche und Ideen aufgeschrieben? Vielleicht sind Sie schon bei einer Vision angekommen. Behalten Sie dieses Blatt, wir kommen darauf zurück. Es kann Ihnen später helfen, Ihr Spielverhalten aufzugeben oder das Ausmass des Spielens zu reduzieren. Oder noch besser, tragen Sie es mit sich. So können Sie jederzeit darauf zurückgreifen, es ergänzen und sich Ihre mittel- und längerfristigen Wünsche vor Augen führen.

Wenn Sie wollen, können Sie sogleich mit dem nächsten Schritt fortfahren. Wollen Sie dies jedoch noch nicht tun, dann können Sie das Erarbeitete einfach wirken lassen und zu einem späteren Zeitpunkt hier weitermachen.

Schritt 3 – Ausgangspunkt bestimmen

Nachdem Sie sich nun Ihrer Bedürfnisse und Wünsche bewusst geworden sind, geht es darum herauszufinden, wo Sie sich in Ihrem Leben und bezüglich der Glücksspielsucht befinden. Dieser Punkt ist wichtig, damit Sie sich orientieren und entscheiden können, was Sie verändern wollen. Zu diesem Zweck bitte ich Sie, wie untenstehend eine Skala zu zeichnen:

0 ----1----2----3----4----5----6----7----8----9----**10**

Überlegen Sie sich jetzt, bei welchem Punkt (bezogen auf Ihre Lebenssituation mit der Glücksspielproblematik) Sie glauben zu stehen, und kreisen Sie diesen Punkt auf der Skala ein. Dabei steht die 10 für Ihre Wunschsituation und Vision (also die absolut beste Lebenssituation aus heutiger Sicht) und die 0 für die allerschlechteste Lebenssituation.

Anmerkung
Die Beurteilung Ihrer aktuellen Lebenssituation kann unangenehm sein und ungute Gefühle auslösen, da es Sie zwingt, sich Ihrer Situation zu stellen. Trotzdem ist die Klärung der Ausgangslage wichtig, damit Sie Gewissheit haben, von wo aus Sie starten. Es ist nicht ausgeschlossen, dass Sie einen niedrigen Wert ankreuzen. Lassen Sie sich dadurch nicht entmutigen.

Schritt 3 – Ausgangspunkt bestimmen		
Thema	Fragestellungen	Tipps
Ausgangssituation bestimmen/Lebenslage einschätzen	Bei welcher Punktzahl einer Skala von 0 bis 10 stehen Sie im Moment in Ihrem Leben? Was sind die Lebensumstände, die Ihren aktuellen Standpunkt ausmachen? Welche Verhaltensweisen machen diesen Standpunkt aus?	Zeichnen Sie eine Skala. Die 0 steht für die absolut schlechteste Situation. Die 10 steht für die Vision, welche Sie in der ersten Aufgabe (Schritt 2) aufgeschrieben haben. Kreisen Sie die Ziffer ein, bei der Sie glauben zu stehen. Wenn Sie unsicher sind, dann entscheiden Sie sich für die Ziffer, die Ihnen eher entspricht. Schreiben Sie Ihre Lebenssituation auf. Beschreiben Sie unbedingt Ihre Verhaltensweisen – positive wie negative.

Wie weiter?

Wenn Sie sich Ihrer Ausgangslage bewusst sind, dann ist es möglich, gleich mit Schritt 4 weiterzumachen. Bestimmen Sie Ihren eigenen Arbeitsrhythmus und Ihr eigenes Tempo.

Schritt 4 – Ziele formulieren – Ausnahmen erkennen

Mit der Bestimmung Ihres Standortes und der Bewusstmachung Ihrer Wünsche und Visionen haben Sie sich eine gute Ausgangslage geschaffen, um Ihre ersten Ziele oder Teilziele zu definieren. Bei der Formulierung von Zielen ist auf fünf Dinge zu achten:

1.) Wünsche und Visionen müssen nicht identisch sein mit den Zielen. Denn Wünsche und Visionen können nicht immer in ihrem ganzen Umfang erreicht werden.

2.) Zu oft werden Ziele formuliert, die von einem „Ich müsste/Ich sollte" geprägt sind. Bei Ihren persönlichen Zielen geht es aber darum, was *Sie wollen oder nicht wollen.*

3.) Ziele, welche Sie sich immer wieder gesteckt, aber noch nie erreicht haben, sollen ausgeschlossen werden.

4.) Ziele sollen eine Verbesserung der Situation erzeugen und gute Gefühle auslösen.

5.) Es geht um Ziele, die Sie selbst beeinflussen können und nicht von anderen Menschen abhängen.

Um die ersten Ziele zu formulieren, verwenden wir Ihre Skala aus Schritt 3 mit Ihrem persönlichen Ausgangspunkt und dem Wunschziel. Mit Hilfe der Skala geht es nun darum, zwei Dinge herauszufinden:

1.) Den Punkt zu bestimmen, bei dem Sie glauben, Ihr Ziel erreicht zu haben (z.B. bei Punkt 7 oder 8 oder tatsächlich erst bei der 10?).

2.) Was in Ihrem Leben anders wäre, wenn Sie **einen Punkt** weiter rechts auf der Skala Richtung Wunschziel wären.

Mit dieser systematischen Vorgehensweise haben Sie erstens die Chance, zwischen Ihren Wünschen und Visionen einerseits und Ihren Zielen andererseits zu unterscheiden, so dass Sie die Möglichkeit haben, realitätsnahe Ziele zu formulieren. Zweitens werden auf diese Weise zuerst die „kleinen", naheliegenden Ziele ins Auge gefasst und nicht gleich das Endziel, das „grosse Ziel". Drittens haben Sie die Möglichkeit, sich auf die Ziele zu konzentrieren, ohne dass Sie bereits Schritte zur Zielerreichung festlegen müssen. Diesen Punkt behandeln wir erst in Schritt 5.

Anmerkung
Es gibt im Leben immer wieder Situationen (auch wenn sie oft nur Ausnahmen sind), die genau unseren Zielen und/oder Wünschen entsprechen, wie z.B. die gängige Tatsache, dass es Phasen gibt, in denen eine Person keine Probleme mit dem Glücksspiel hat. Diese Vorkommnisse geschehen häufig völlig überraschend und die Menschen wissen oft gar nicht recht, wie es dazu gekommen ist. Wollen wir jedoch zukünftig solche Ressourcen nutzen, dann ist es wichtig, sich solcher positiver Situationen und Verhaltensweisen bewusst zu werden.

Schritt 4 – Ziele formulieren – Ausnahmen erkennen		
Thema	**Fragestellungen**	**Tipps**
Ziele festlegen Wünsche und Visionen modifizieren	Wie sähe die Lebens- und Glücksspielsituation aus, von der Sie sagen, dass sie für Sie in Ordnung ist?	Arbeiten Sie wieder mit der Skala. Gehen Sie von Ihrer Standortbestimmung aus. Überlegen Sie, bei welcher Punktzahl Sie mit Ihrer Lebens- und Glücksspielsituation zufrieden wären. Diese Punktzahl kann weniger als 10 betragen. Schreiben Sie alles auf, was Ihnen zu dieser Lebenssituation in den Sinn kommt. Wie verhalten Sie sich in dieser Situation?

Verbesserte Lebenssituation bestimmen	Wie sähe Ihre Lebenssituation aus, wenn Sie sich auf der Skala um einen Punkt verbessert hätten, also einen Punkt näher am Ziel, der Vision wären? Was wäre der Unterschied zwischen der Ist-Situation und derjenigen Situation, in der Sie sich einen Punkt weiter Richtung Ziel bewegen würden? Was würde eine Ihnen vertraute Person sagen, was anders wäre, wenn sich Ihre Lebenssituation um einen Punkt verbessert hätte? Welche Verhaltensweisen würde eine Person bei Ihnen bemerken, wenn Sie einen Punkt weiter auf der Skala wären?	Gehen Sie von der Punktzahl Ihrer Standortbestimmung aus. Überlegen Sie sich, wie die verbesserte Situation aussähe, wenn Sie sich einen Punkt näher am Ziel befänden. Schreiben Sie zu dieser Zahl alles auf, was Ihnen in den Sinn kommt, oder machen Sie eine Zeichnung oder Tonaufnahme. Schreiben Sie auf, wie Sie sich in einer solchen Situation verhalten würden. Schreiben Sie auf, wie sich andere Personen in einer solchen Situation verhalten würden.

Bewusstmachen von Situationen, die zufriedenstellend sind, und nach Ausnahmen suchen	Erinnern Sie sich an Situationen, in denen Sie sich bereits auf einer höheren Stufe der Skala befunden haben? Was haben Sie da gemacht? Was ist anders in diesen Zeiten? Wie verhalten Sie sich in diesen Zeiten? Was machen Sie anders? Wie reagieren Ihnen nahestehende Personen, wenn Sie sich auf einer anderen Stufe befinden und wenn Sie etwas anders machen?	Wir gehen davon aus, dass es Zeiten gibt, in denen die Glücksspielsucht nicht oder weniger besteht oder bestanden hat. Die Antworten können sich auf das Spielverhalten beziehen, meistens beziehen sie sich auch auf andere Lebensbereiche. Schreiben Sie detailliert auf, wie Sie sich dabei verhalten haben und wie die Situation sich dargestellt hat.

Wie weiter?
Wenn Sie sich Ihrer Ziele nun bewusst sind, dann können Sie zu Schritt 5 übergehen. Es gab ja einiges zu tun, vielleicht ist auch eine Arbeitspause notwendig.

Schritt 5 – Konkrete Schritte planen

In der letzten Phase haben Sie sich ein Bild über Ihre Ziele resp. eine verbesserte Lebens- und Glücksspielsuchtsituation gemacht. Sie haben sich Verhaltensweisen aufgeschrieben, die Sie in einer verbesserten Lebenssituation praktizieren würden.

Im Schritt 5 geht es nun darum, eine Aufstellung aller möglichen *Schritte* zusammenzustellen, die zu einer Verbesserung führen und Sie auf der Skala einen Punkt weiterbringen würden. Schreiben Sie sich darum **alle** Lösungsmöglichkeiten auf, die Ihnen in den Sinn kommen. Dabei geht es noch *nicht* darum, diese Lösungsmöglichkeiten umzusetzen, sondern darum, *sich eine Übersicht über die Veränderungsmöglichkeiten zu verschaffen.*

Bei der Planung von Lösungsschritten hilft Ihnen auch die Liste, die Sie zur Frage der *Ausnahmen* bereits erstellt haben (Schritt 4). Diese Erkenntnisse gilt es in die Planung möglicher Schritte mit einzubeziehen. Je intensiver Sie sich mit Lösungsmöglichkeiten auseinandersetzen, desto klarer und machbarer werden die Antworten ausfallen.

Schritt 5 – Konkrete Schritte planen		
Thema	**Fragestellungen**	**Tipps**
Schritte (Lösungen) herausfinden	Was können Sie tun, damit Sie in die verbesserte Situation kommen? Was sollten Sie vermeiden, damit sich Ihre Situation nicht verschlechtert?	Schreiben Sie alle möglichen Verhaltensweisen auf, die Sie praktizieren könnten oder unterlassen sollten, um einen Punkt weiterzukommen. Achtung: Es geht dabei nicht darum, was Sie tun „sollten" oder „müssten", sondern darum, was Sie glauben, dass es Sie weiterbringt. Bei der obigen Fragestellung haben Sie aufgeschrieben, wie Sie sich in einer verbesserten Situation verhalten würden. Schreiben Sie sich aus dieser Liste alle Verhaltensweisen auf, von denen Sie glauben, dass Sie Ihnen jetzt schon nützen.
	Welche Verhaltensweisen kennen Sie aus der Vergangenheit, die Ihnen geholfen haben? (siehe Ihre Antworten zu Ausnahmen)	Schreiben Sie alle Verhaltensweisen auf, die Sie aus der Vergangenheit kennen, die Ihnen helfen, Ihre Situation zu verbessern – solche, von denen Sie glauben, dass Sie sie besser unterlassen sollten.

Wie weiter?

Wie immer innehalten oder fortfahren.

Schritt 6 – Schritte umsetzen

In dieser Phase können Sie bereits von Ihrer bisherigen Arbeit profitieren. Denn jeder Schritt, den Sie jetzt *umsetzen*, ist ein Produkt Ihrer Überlegungen. Gleichzeitig ist es eine herausfordernde Phase, denn sie verlangt konkretes Handeln.

Fassen Sie Mut und beginnen Sie mit kleinen Schritten. Jeder Versuch lohnt sich, denn nur so können Sie erkennen und herausfinden, was funktioniert und was nicht. Betrachten Sie die Versuche dabei als Experiment. Nichts ist endgültig und nicht immer gelingt alles gleich beim ersten Anlauf. Lassen Sie sich durch Rückschritte nicht entmutigen. Versuchen Sie es wieder. Betrachten Sie das Einüben neuer Verhaltensweisen auch als Training.

Hier die wichtigsten Punkte, die zum Gelingen beitragen:

1.) Machen Sie nur Schritte, die Sie sich *zutrauen* und bei denen Sie glauben, dass sie für Sie von Nutzen sind.
2.) Beginnen Sie mit einfachen Dingen. Jede gelungene Veränderung gibt Selbstvertrauen.
3.) Entscheiden Sie sich, welche Situationen es am *dringendsten* zu verändern gilt. Manchmal kann der Abbau von Drucksituationen auch dazu beitragen, den Drang zu spielen zu reduzieren.
4.) *Schliessen Sie Verhalten und Lösungen aus*, die Sie in der Vergangenheit oft ausprobiert, aber nicht zum gewünschten Erfolg geführt haben. Denn mit diesen untauglichen Wiederholungen ist ein Scheitern programmiert. Fruchtloses Bemühen ist dem Selbstvertrauen und Selbstwertgefühl abträglich.
5.) Fassen Sie nur Verhaltensweisen ins Auge, die in Ihrer eigenen Handlungsermächtigung liegen.

Schritt 6 – Schritte umsetzen		
Thema	**Fragestellungen**	**Tipps**
Schwerpunkte setzen	Mit welchem Schritt wollen Sie beginnen? Was gelingt am einfachsten? Was sind die wichtigsten Veränderungen? <u>Hinweis</u> Halten Sie die dringenden Veränderungen für zu schwierig oder sind Sie sich zu unsicher, dann beginnen Sie immer mit etwas Einfachem.	Überlegen Sie sich, welche ersten Schritte für Sie am einfachsten umzusetzen sind. Beginnen Sie vorzugsweise damit. Führen Sie Schritte zur Veränderung aus, bei denen dringender Handlungsbedarf besteht, vor allem dann, wenn solche Lösungen zu Ihrer seelischen oder sozialen Entlastung beitragen. Achtung, oft brauchen diese Schritte viel Mut, sind aber wirkungsvoll. (Es wird nicht alles so heiss gegessen, wie es gekocht wird.)
Schritte machen	Gehen Sie in die Startblöcke und: fertig, los.	Betrachten Sie die Veränderungen als Experiment. Wenig gelingt aufs erste Mal. Und nicht dauernd gelingt Neues. Neue Schritte zu tun heisst auch, sich getrauen und über Bekanntes hinausgehen.

Wie weiter?
Sie sind jetzt dabei, Schritte umzusetzen. Ich empfehle Ihnen an dieser Stelle, mit der nächsten Phase zu warten und zuerst ausgiebig Erfahrungen zu sammeln. Nehmen Sie das Programm wieder in die Hand, wenn Sie:

1.) eine oder mehrere Veränderungen in Ihrem Alltag etabliert haben,

2.) zwei bis drei Wochen an den Veränderungen gearbeitet haben.

Anmerkung
Es ist bekannt, dass es oft sehr lange dauern kann, bis ein Ziel erreicht wird. Bei einigen wie z.B. der Begleichung von Schulden oder der Suche nach einer neuen Arbeitsstelle kann es Monate oder Jahre dauern. Zur Zielerreichung sind jedoch oft die *ersten Schritte in die gewünschte Richtung* die wichtigsten. In diesem Sinne legen Sie hier den Grundstein für nachhaltige Veränderungen. Als Faustregel mag darum gelten: Behalten Sie alles bei, was Ihnen nützt, auch wenn der Weg bis zum Ziel lang ist. Dabei kann ein Nutzen auch heissen, sich weniger Selbstvorwürfe zu machen oder kein schlechtes Gewissen mehr zu haben – sprich, die Gewissheit zu haben, Ihr Bestes zu geben.

Schritt 7 – Standort überprüfen

Sie haben jetzt einiges in Bewegung gesetzt und erste Veränderungen bewerkstelligt. Ich gratuliere Ihnen dazu ganz herzlich!

Jetzt lohnt es sich, einmal zurückzuschauen und zu überprüfen, wo Sie heute stehen, ob die Richtung stimmt und welche Früchte Sie bereits ernten durften. Um dies feststellen zu können, geht es als Erstes darum, den *aktuellen Standort* zu bestimmen. Als Zweites sollte der aktuelle Standort mit der *Ausgangslage* aus Schritt 3 verglichen werden. Wissen Sie noch, bei welchem Punkt der Skala Sie sich bei der Bestimmung der Ausgangslage befunden haben?

Schritt 7 – Standort überprüfen		
Thema	**Fragestellungen**	**Tipps**
Aktuelle Lebenslage einschätzen	Bei welcher Punktezahl einer Skala von 0 bis 10 stehen Sie heute?	Zeichnen Sie wieder eine Skala. Die 0 steht für die absolut schlechteste Situation. Die 10 steht für das Ziel, die Vision, welche Sie in Schritt 2 aufgeschrieben haben. Kreisen Sie die Ziffer ein, bei der Sie jetzt glauben zu stehen.
Standorte vergleichen	An welchem Punkt standen Sie bei der Standortbestimmung in Schritt 3?	Siehe „Schritt 3 – Ausgangslage bestimmen“. Vergleichen Sie den „alten“ Standort mit dem neuen. Hat sich etwas verändert? Sind Sie ein Stück weitergekommen? Wie viele Punkte vom alten Standort sind Sie entfernt?

Veränderungen festhalten	Was hat sich gegenüber der ersten Standortbestimmung in Ihrem Leben verändert?	Schreiben Sie die wesentlichen Veränderungen auf bezüglich ➢ der Beziehungen zu anderen Personen ➢ des Freizeitverhaltens ➢ des Glücksspiels ➢ des Geldes ➢ Ihrer Stimmung ➢ der Reaktionen von Ihren Mitmenschen hinsichtlich Ihrer Veränderungen

Anmerkung
Möglicherweise stellen Sie bei dieser Standortbestimmung fest, dass nicht alles so gekommen ist, wie Sie sich es gewünscht haben. Vielleicht haben Sie den Eindruck, dass sich Ihre Lebenssituation sogar verschlechtert hat.

Ein solcher Moment birgt die Gefahr, dass Sie alle bisherigen Bemühungen abbrechen wollen. Damit dies nicht geschieht, ist es wichtig, den Prozess fortzuführen und auch diese Situation genau zu analysieren – mit dem Ziel, wieder Oberwasser zu gewinnen. Sie können dabei wie folgt vorgehen:

1.) Überprüfen Sie nochmals Ihre Lebenssituation und vergewissern Sie sich, ob sich tatsächlich nichts verbessert hat. Manchmal kann es sein, dass wir auf Grund einer misslichen Lage *kleine* Verbesserungen übersehen oder glauben, sie hätten keine Bedeutung. Dem ist jedoch nicht so. Denn viele Veränderungen vollziehen sich nur langsam und beginnen manchmal fast unmerklich.

2.) Schreiben Sie die *kleinsten* Veränderungen auf, auch wenn sie sich nur unregelmässig einstellen. Arbeiten Sie abermals Schritt 6 durch.

Wie weiter?

Mit dem Abschluss der aktuellen Standortüberprüfung stehen Sie vor dem Ende eines ersten Durchgangs mit dem Programm, d.h. in Ihrem Veränderungsprozess. Damit diese neuen, erfolgreichen Veränderungen *bewusst bleiben* und nicht verloren gehen, ergibt es Sinn, bald mit dem nächsten Schritt fortzufahren.

Schritt 8 – Veränderungen verankern

In der vorangegangenen Phase haben Sie sich Ihre veränderte Lebenssituation bewusst gemacht. Selbstverständlich sind diese Veränderungen nur durch entsprechende *Verhaltensweisen* entstanden. Sicher sind Ihnen einige dieser neuen Verhaltensweisen bekannt, zumal Sie diese ja minutiös geplant und umgesetzt haben. Dennoch wissen wir aus der Lerntheorie, dass z.B. die *wiederholte* Auseinandersetzung mit Lerninhalten zu einem besseren Lernerfolg führt. Dieses Wissen gilt es bei der Verankerung erfolgreicher Verhaltensänderungen zu nutzen, zumal auch vom neurologischen Standpunkt aus das Gehirn bei der Überwindung eines Suchtverhaltens gefordert ist, neue Verknüpfungen in den Nervenbahnen herzustellen. So gilt es in dieser Phase festzuhalten, *wie* es zu einer verbesserten Situation gekommen ist. Dabei können Sie auch feststellen, welche Schritte nicht oder nur teilweise funktioniert haben.

Schritt 8 – Veränderungen verankern		
Thema	**Fragestellungen**	**Tipps**
Verhaltensänderungen feststellen	Was haben Sie getan, damit sich Ihre Situation verbessert hat? Welche „neuen" Verhaltensweisen haben funktioniert und Sie näher ans Ziel gebracht? Wie haben Sie es geschafft, dass die „neuen" Verhaltensänderungen funktioniert haben? Gab es Umstände oder Menschen, die Ihnen dabei geholfen haben? Was haben diese Menschen getan? Was haben Sie getan, damit Ihnen andere Menschen geholfen haben?	Überlegen Sie genau, wie Sie es geschafft haben. Schreiben Sie diese Verhaltensweisen auf. Anmerkung Alle Verhaltensweisen, die Ihnen nützlich sind, können dies auch in Zukunft sein – auch wenn es einmal einen Rückschritt gibt. Wenn Sie glauben, dass Sie nichts dazu beigetragen haben, dann denken Sie trotzdem darüber nach. Denn etwas haben Sie immer getan.
Veränderungsschritte, die nicht umgesetzt werden konnten	Welche Schritte, die Sie sich vorgenommen haben, konnten nicht umgesetzt werden?	Nehmen Sie die Liste mit den Verhaltensweisen zur Hand (siehe Schritt 6), die Sie versucht haben umzusetzen. Überprüfen Sie, was nicht funktioniert hat. Schreiben Sie auch diese Verhaltensweisen auf.

Veränderungsschritte verankern	Welche Veränderungsschritte, die funktionieren, wollen Sie beibehalten?	Verändern Sie keine Verhaltensweisen, die Ihnen nützen und Ihnen bei der Zielerreichung helfen! Lassen Sie Verhaltensweisen bei Seite, die Ihnen nichts nützen. Fragen Sie sich nicht, wieso das so ist. Das kann verlorene Zeit und Energie bedeuten.

Mit der Verankerung erfolgreicher Veränderungsschritte und der aktuellen Standortbestimmung haben Sie sich einen Fundus erfolgreicher Verhaltensweisen angeeignet. Sie haben viel gearbeitet und viel gewagt.

Drei wesentliche Ziele haben Sie dabei erreicht:

1.) Sie sind in Ihrem Veränderungsprozess vorangekommen und wissen, wo Sie stehen (siehe Schritt 7 – Standort überprüfen).

2.) Sie kennen Verhaltensweisen, die Ihre Glücksspielsucht und Lebenssituation positiv beeinflussen.

3.) Sie wissen, welche Verhaltensweisen Sie beibehalten wollen und welche nicht.

Wie weiter?

In der nächsten Phase geht es darum, zu entscheiden, ob und wieweit Sie zusätzliche Veränderungen anstreben wollen. Sie können dazu sofort mit Schritt 9 beginnen oder Sie lassen sich Zeit damit und konzentrieren sich auf das, was bis jetzt funktioniert.

Schritt 9 – Neuausrichtung

Sie befinden sich jetzt an einem Punkt, bei dem oft die Frage auftaucht, ob das Erreichte genügt oder ob weitere Veränderungen angestrebt werden sollen. So kann es sein, dass sich die Ziele aus Schritt 4 verändert haben, da sich die Lebenslage verändert hat, dass Sie andere Ziele haben oder dass Sie schlicht und einfach mit dem Erreichten zufrieden sind. Mit dem letzten Schritt dieses Programms können Sie diese Fragen angehen und entscheiden, ob und wie Sie fortfahren wollen.

Schritt 9 – Neuausrichtung		
Thema	**Fragestellungen**	**Tipps**
Entscheid über weitere Vorgehensweisen fällen	Sind Sie mit dem Erreichten zufrieden? Sind Sie mit dem Punktestand auf der Skala zufrieden?	Hier gilt es zu entscheiden, ob Sie mit dem Erreichten zufrieden sind. Es kann sein, dass zwar immer noch Schwierigkeiten bestehen, Sie aber trotzdem den Eindruck haben, dass das Resultat im Moment genügt resp. dass Sie die Veränderungen noch besser verankern wollen. Kommen Sie zum Schluss, dass Sie momentan keine zusätzlichen Veränderungen anstreben wollen, dann können Sie das Programm an dieser Stelle beenden. Fahren Sie aber mit allen nützlichen Verhaltensweisen unbedingt fort!

Die festgelegten Ziele aus Schritt 4 sind immer noch aktuell	Welche Veränderungen wollen Sie als Nächstes angehen? Was sind die nächsten Schritte?	Um diese Frage zu beantworten, nutzen Sie die Standortbestimmung von Schritt 7. Nehmen Sie die Skala jener Phase zur Hand. Bestimmen Sie nun die nächsten Schritte. Dazu können Sie das Programm ab Schritt 4 wiederholen.
Ihre Ziele und Visionen haben sich verändert oder müssen umformuliert werden	Was sind die neuen Visionen oder Wünsche? Welche neuen Ziele streben Sie an?	Bei dieser Fragestellung können Sie mit dem Programm wieder bei Schritt 2 einsteigen und sich abermals bis Schritt 9 vorarbeiten.

Nachwort

Ich freue mich, dass Sie mit mir „den Weg“ bis hierher gegangen sind.

Selbstverständlich wird die Glücksspiellandschaft mit all ihren Herausforderungen für die Gesellschaft und den Einzelnen bestehen bleiben und sich dabei auch weiter rasant verändern. Es werden neue Spiele entstehen und die Globalisierung des Marktes wird weiter fortschreiten. Diesem Fortschritt gilt es sich auch zukünftig zu stellen: sei's als Privatperson, im fachlichen Bereich oder als Bürger innerhalb unserer Gesellschaft.

Ich bedanke mich für Ihre Lesetreue und hoffe, dass Sie von den vielen Informationen profitieren konnten.

Abschliessend finden Sie auf den nachfolgenden Seiten interessante und hilfreiche Links und Literaturhinweise zum Thema. Ich bin mir sicher, dass Sie da und dort das eine oder andere bei Bedarf noch erfahren können.

Weiterführende Links

Fachinformationen, Foren und Beratungsstellen

www.careplay.ch
Kompetenzzentrum für Glücksspielsuchtprävention der Hochschule Luzern. Mit vielen kurzen und prägnanten Informationen wie zur Gesetzgebung in der Schweiz oder zur Einrichtung von Spielsperren.

www.esbk.ch
Eidgenössische Spielbankenkommission, Bern. Aufsichtsbehörde über die Spielbanken, Verfügungsorgan. Konzessionsverfahren, Spielbankengesetz, Rechtsgrundlagen, Mitteilungen über Verfahren und Anträge, Konzessionen für Spielkasinos.

www.anonyme-spieler.org/
Webseite der anonymen Spieler Deutschlands.

www.gluecksspielsucht.de
Deutscher Fachverband. Informationen, Flyer und Broschüren, weiterführende Links, Adressen und Hilfsangebote für Betroffene und Angehörige, Forum.

Caritas Deutschland Fachstelle Glücksspiel
Umfangreiche Informationen.

www.spieler-info.at
Umfassende Webseite zur Glücksspiellandschaft in Österreich, mit vielen aufschlussreichen Fachinformationen und Links zu Hilfsangeboten in ganz Österreich.

www.infoset.ch
Auf diesem Portal finden Sie ein Verzeichnis der Suchtberatungsstellen in der Schweiz. Die meisten regionalen Fachstellen bieten Beratung und Therapie für Betroffene und Angehörige bei Problemen mit dem Glücksspiel an.

www.kosch.ch
Kontaktstelle der Selbsthilfegruppen KOSCH
Hier finden Sie die unterschiedlichsten Selbsthilfegruppen in der Schweiz, auch zur Glücksspielsucht.

Geld

www.budgetberatung.ch
Budgetberatung Schweiz. Mit Merkblättern zur Budgetgestaltung, Budgetbeispielen und mehr.

www.schulden.ch
Webseite des Dachverbands Schuldenberatung Schweiz mit Informationen und Hinweisen zu Schuldensanierungen, Budgetfragen und Betreibungsverfahren. Adressverzeichnis regionaler Beratungsangebote.

Weiterbildung

www.ressourcen-akademie.ch
Kompetenzzentrum für nicht-stoffgebundene Abhängigkeiten und Gesundheitsförderung. Weiterbildungen für Fachleute im Glücksspielbereich und zu nicht-stoffgebundenen Suchtformen (moderne Süchte).

www.fachverbandsucht.ch
Verband der Deutschschweizer Suchtfachleute, Fachgruppe Glücksspiel. Weiterbildungen, Vernetzung.

Wissenschaft

www.gluecksspiel.uni-hohenheim.de/
Forschungsstelle Glücksspiel, Universität Hohenheim.

www.zfwg.de
Zeitschrift für Wett- und Glücksspielrecht.

www.responsiblegambling.org
Eine der bedeutendsten kanadischen Seiten zum Thema Glücksspielsucht.

www.unr.edu/gaming/
Universität Nevada, Reno, Institute for the study of gambling and commercial gaming.

www.gamblingstudies.co.nz
University of Auckland, Neuseeland.

www.divisiononaddictions.org
Cambridge Health Alliance – a Harvard Medical School teaching affiliate.

Dank

Ich danke allen untenstehenden Personen ganz herzlich für die immerwährende Unterstützung. Ohne die vielen Feedbacks, kritischen Anmerkungen oder motivierenden Worte wäre dieses Buch nie entstanden. Ich danke im Einzelnen:

- Peter Aeberli für seine Ermunterung, das Buchprojekt umzusetzen, die kritische Durchsicht der Erfassung und seine Mithilfe bei der Überarbeitung des 9-Schritte-Programms.
- Andreas Canziani, Dr. med. FMH, Psychiatrie und Psychotherapie, Experte für Glücksspielsucht, nichtstoffgebundene Abhängigkeiten (moderne Süchte) und Gesundheitsförderung, für den lebendigen und inspirierenden Fachaustausch, die fachkundigen Rückmeldungen nach Durchsicht des Buchmanuskripts und das einleitende Vorwort.
- Beat Blatter, Sozialarbeiter FH und Suchtberater CAS, für seine wohlwollende Unterstützung bei Motivationskrisen, für die vielen kritischen Anmerkungen zu Inhalt und Text und für die zahlreichen fachkundigen Ergänzungen oder Richtigstellungen.
- Silvia Bucher-Speck, Kauffrau im Verlagswesen, für ihre fundierten Informationen zur Vorgehensweise bei der Verlagssuche.
- Meinen Töchtern Sarah und Nina Bucher für ihr Interesse über den Stand meiner Arbeiten, die ermutigenden Worte zum

Weitermachen und die erste Werbung in ihrem Kolleg(inn)enkreis

- Manuela und Sandra Suhner, den beiden Töchtern meiner Lebenspartnerin Edith Suhner, für das Interesse an meiner Arbeit und die vielen motivierenden Worte.
- Max Fust, meinem Jogging-Partner und Freund, für die vielen „laufenden“ Gespräche übers Spielen oder „Sonstiges“ und seine humorvolle Art, mich als Autor mit aufgestütztem Kinn und Tabakpfeife zu sehen.
- Edith Suhner, meiner Lebenspartnerin, für die Geduld und Grosszügigkeit angesichts der vielen Zeit, die ich vor dem Computer verbrachte, und ihre fortwährende moralische Unterstützung.

Literatur

- Beck, Freeman et al. (1995), Kognitive Therapie der Persönlichkeitsstörung, Psychologie Verlags Union, Weinheim
- Büro für Arbeit und Sozialpolitisches (BASS), (2004), Studie „Glücksspiel in der Schweiz“, Eidgenössische Spielbankenkommission, Bern
- Bundesgesetz vom 8. Juni 1923 betreffend die Lotterien und die gewerbsmässigen Wetten (LG), Schweizerische Eidgenossenschaft, Bern
- Bundesgesetz vom 18. Dezember 1998 über Glücksspiele und Spielbanken (Spielbankengesetz, SBG), Schweizerische Eidgenossenschaft, Bern
- Cirillo St., Berrini R., Cambiaso G., Mazza R. (1998), Die Familie des Drogenabhängigen, Klett-Cotta, Stuttgart
- De Shazer S. (1992), Der Dreh – Überraschende Wendungen und Lösungen in der Kurztherapie, Carl Auer, Heidelberg
- De Shazer S. (1998), „... Worte waren ursprünglich Zauber“. Lösungsorientierte Therapie in Theorie und Praxis, Verlag modernes lernen, Dortmund
- Eidgenössisches Justiz- und Polizeidepartement; Bericht über die Situation im Lotterie- und Wettbereich vom 15. Mai 2008, Schweizerische Eidgenossenschaft, Bern
- Eidgenössische Spielbankenkommission, Bericht vom 31. März 2009: Überprüfung der Lockerung des Verbots der telekommunikationsgestützten Durchführung von Glücksspielen, Schweizerische Eidgenossenschaft, Bern

- Eidgenössisches Justiz- und Polizeidepartement, Medienmitteilung vom 22. April 2009; Verbot von Internetglücksspielen wird gelockert, Schweizerische Eidgenossenschaft, Bern
- Eidgenössische Spielbankenkommission, Mitteilung Poker vom 21. April 2008
- Eidgenössische Spielbankenkommission, Studie „Glücksspiel: Verhalten und Problematik in der Schweiz", 2009, Schweizerische Eidgenossenschaft, Bern
- Grüsser S. M., Albrecht U. (2007), Rien ne va plus – wenn Glücksspiele Leiden schaffen, Hans Huber, Bern
- Imber-Black E. (1997), Familien und grössere Systeme – Im Gespräch der Institutionen, Carl Auer, Heidelberg
- Meyer G., Bachmann M. (2000), Spielsucht. Ursachen und Therapie, Springer, Berlin Heidelberg
- Müller-Spahn F., Margraf J. (2003), Wenn Spielen pathologisch wird, Karger, Freiburg und Basel
- Schmitz L. (2002), Lösungsorientierte Gesprächsführung, x-lösungen, Brühl
- Verordnung vom 24. September 2004 über Glücksspiele und Spielbanken (Spielbankenverordnung, VSBG), Schweizerische Eidgenossenschaft, Bern
- Verordnung vom 27. Mai 1924 zum Bundesgesetz betreffend die Lotterien und die gewerbsmässigen Wetten (LV), Schweizerische Eidgenossenschaft, Bern
- Walter J. L., Peller J. E. (1996), Lösungsorientierte Kurztherapie – Ein Lehr- und Lernbuch, Verlag modernes lernen, Dortmund
- Watzlawick P. (1988), Anleitung zum Unglücklichsein, R. Piper & Co., München
- Watzlawick P., Beavin J. H., Jackson D. D. (1969/1990), Menschliche Kommunikation. Formen, Störungen, Paradoxien, Hans Huber, Bern

- Wegscheider S. (1988), Es gibt doch eine Chance – Hoffnung und Heilung für die Alkoholiker-Familie, Mona Bögner-Kaufmann, Wildberg

Erich Bucher
Sucht und Ausstieg – Wege aus der Glücksspielsucht

Autorenvita

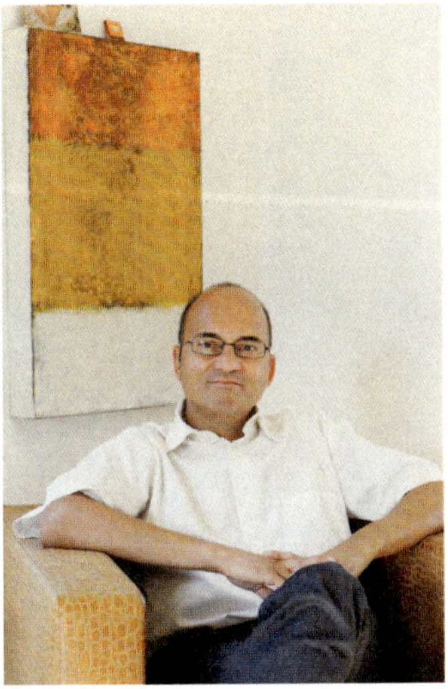

Erich Bucher, geb. 1957, Sozialpädagoge HFS, Präventionsfachmann und Suchtberater, Systemtherapeut IEF. Nach seiner mehrjährigen Arbeit in der stationären Jugendarbeit wechselte er in die ambulante Suchtberatung. Während seiner 16-jährigen Beratertätigkeit baute er im Rahmen seiner Anstellung auf der *perspektive* Mittelthurgau, Kreuzlingen die geleitete Gesprächsgruppe Glücksspielsucht im Kanton Thurgau/Schweiz auf. Er leitete diese von 2001 bis 2005 und führte von 1998 bis 2005 Einzel- und Familienberatungen bei Spielern und Spielerinnen auf der Basis der lösungsorientierten Gesprächsführung nach Steve de Shazer durch. Er war Leiter und Mitbegründer der Fachgruppe Glücksspiel des Fachverband Sucht der Deutschschweiz und führt seit 2007 zusammen mit Dr. med. Andreas Canziani, FMH Psychiatrie und Psychotherapie, unter dem Patronat des Fachverband Sucht Deutschschweiz Weiterbildungen zum Thema „Glücksspielsucht in Beratung und Therapie“ durch. Seit 2005 arbeitet er beim VJPS, Fachstelle für Gesundheitsförderung, Prävention und Suchtberatung in Schaffhausen, wo er unter anderem Projekte der Glücksspielprävention umsetzt. Erich Bucher hat zwei Töchter und lebt mit seiner Lebenspartnerin in Tägerwilen TG/Schweiz am Bodensee.
Autorenkontakt: erichbucher@bluewin.ch